100歳の壁

脳・からだ・心

和田秀樹

きずな出版
KIZUNA PUBLISHING

一

序章

100歳の壁を超えよう！

女性の最高齢は明治41年生まれの115歳。男性は、明治44年生まれの111歳。この方々は、明治、大正、昭和、平成、令和の5つの時代をまたいで生きているわけですから、本当にすごい生命力だと思います。

2023年の老人の日に発表された全国の100歳以上の高齢者の数は、なんと、過去最多の、9万2139人。前年比1613人増で、53年連続で増え続けています。

そして、人口10万人当たりの100歳以上の高齢者数は、73・74人になり、「人生100年時代」という言葉が、ますます現実味を帯びてきました。

人生100年時代に対して、「長生きできて嬉しい」というより、「死ぬまでの時間が延びた。どうしよう」と感じる人も少なくありません。

だからこそ、延びた高齢期をいかに元気に、自分らしく生きるかを一人一人がきちんと考え、実践すべきだと思います。

そして、高齢期もひとくくりにするのではなく、年代によって〝生き方を変える〟のがカギとなると、私は考えています。

ざっくりと言えば、「70代は老いと闘う時期」「80代は老いを受け入れる時期」に分けられます。

字面だけを見て、「そうか、80代は老いを諦めるということか」と勘違いしないでください。「老いを受け入れる」とは、衰えを素直に認めて、それぞれに対応しながら、上手に賢く生きていこう、ということなのです。

たとえば、耳の聞こえが悪くなっているのに、補聴器を嫌がる人は少なくありません。なぜなら、ひと昔前のお年寄りが耳に大きな補聴器をつけている姿が焼き付いているからでしょう。周りの人に、老化現象を悟られるのは誰だっていやなものです。

けれど、聞こえない状態をそのままにしていると、会話も楽しめませんし、疎外感を覚えることもあります。さらに深刻なのは、会話が減ることであっという間にボケたようになってしまうことです。

最近の補聴器は非常に小型で目立ちにくいです。小さな機種は耳のへりや耳穴に隠れてしまうので意識的に見ないと補聴器の存在が分かりません。

耳が遠くなっているのなら素直に補聴器を受け入れる。それが、老いを受け入れるということです。

杖やシルバーカーも同様です。「年寄り臭くていや！」という気持ちも分かりますが、そのせいで、外出の回数が減ったり、転倒して寝たきりになったりしたら元も子もありません。

また、高齢者がもっとも嫌がるのが、なんといってもオムツでしょう。

「そんなものをする位なら、死んだほうがましだ！」

などという人も少なくないのです。

実は、私自身、尿漏れパッド付きパンツを愛用しています。というのは、数年前に心不全と診断されたため、利尿剤を飲んでいるのですが、トイレが近くなって困っていたのです。

そこで、思い切って長距離ドライブの時に使ってみたところ、実に快適だったのです。吸収力も素晴らしいですし、臭いも、肌にあたる濡れた感じもありません。おかげで、運転中や出張先でトイレを探し回らなくて済むようになりました。

「トイレが近くなって、大好きだったバス旅行を諦めようかと思ったけれど、思い切って紙パンツをつかってみたら快適だった」

「尿漏れが不安で外出を控えていたけれど、娘に『恥ずかしくなんてないよ』と紙パンツを勧められて使ってみたらとても良かった」

といった声もよく耳にします。

素直に老いを受け入れ、文明の利器を使うかどうかで、高齢者の生活の質は大きく左右されるのです。

「理想の老人」とは？

私は長年、高齢者医療の現場に身を置き、６０００人以上の患者さんと関わってきました。それだけ、多くの患者さんを診ていると、「いい年の取り方をしている人」と「残念な年の取り方をしている人」の違いを実感します。

そして、いい年の取り方をしている人には、ある共通点を見つけました。「品がいい」「賢い」「面白い」の3点です。

もう少し詳しく解説していきましょう。

①「品がいい」

言葉の印象から、人がうらやむような優雅な生活をしている人を想像するかもしれませんが、それは違います。私が感じる「品の良さ」とは、老いを素直に受け入れ、おおらかに生きている人です。

逆に言えば、お金がたくさんあって良い暮らしをしていても、ひがみっぽかったり、不満ばかりを口にしたり、不安にじたばたしている人からは、「品の良さ」を感じられません。

たとえ持病があっても「まぁ、上手に付き合いますよ」と笑っているような人は、不思議なオーラを出しており、それが品のように見えて美しいのです。

②「賢い」

これも、学歴や物知りという尺度でははかれません。なにせ、今の時代、スマホでなんでもかんでも調べられますから、学校で学ぶような知識はいくらあっても魅力にはならないのです。

ただし、その人ならではの人生経験から、世間の常識とは違ったことが語られる時には、「さすが、だてに年を取っていないな」「亀の甲より年の劫とはこのことだな」と一目置かれます。そういうことが、人としての「賢さ」なのではないでしょうか。

③「面白さ」

これを言葉で言い表すのはとても難しいのですが、決してコメディアンのように面白い話をする人という意味ではありません。その人といるだけで、なんだか楽しい気持ちになったり、笑顔になれるような、そんなぬくもりを持っている人。本人は大まじめだけれど、ちょっとずっこけた発言をしたり、改めて考えると、実に哲学的なことを言っていたり……。そんな不思議な魅力があり、愛すべき人という意味が近いかもしれません。

私自身、こういう高齢者になりたいと努力目標に掲げています。

そして、読者の皆さまと「１００歳の壁」を超えてみたい気持ちがあります。

和田秀樹

100歳の壁――目次

第2章

写真提供／産経新聞
編集協力／松島恵利子
図版／川島進
DTP／今井明子

100歳の壁

脳・からだ・心

第1章

100歳の景色を見よう

一人暮らしが長生きの理由

一人暮らしの高齢者と、家族と一緒に暮らしている高齢者。両者を比べると、一人暮らしの人のほうが健康で、認知症になるリスクが低めです。

自分のことを自分でやらなければならず、体を動かすタイミングが多いからです。

一人暮らしなら、買い物も、掃除も洗濯も自分でしなくてはなりません。「たかがそれくらいのこと」と、あなどるなかれ。家事労働というのは、体全体を使う良い運動なのです。

高齢者にとって、体を動かすことは健康維持に欠かせません。たとえば、どんなメリットがあるか見てみましょう。

① 体を動かすと体温が上がり、血流が良くなります。すると、免疫細胞の働き

が良くなり、免疫力が高まります。

②　運動しないと徐々に筋力がおとろえ、歩幅が狭くなる、歩くスピードが遅くなるなどの症状が出ます。それらは、認知機能の低下と密接な関係があると考えられています。そのため、運動は認知症予防になります。

③　骨の量が減ってもろくなり、骨折しやすくなる、骨粗しょう症。骨を丈夫にするには、骨に多少の負荷をかけ、刺激することが必要です。ですから、運動することは骨粗しょう症予防になります。

④　高齢者にとって怖いのが転倒ですが、転倒予防には筋力を維持することが求められます。毎日体を動かしていると、転びにくくなります。

⑤　加齢とともに「眠れない」「眠りが浅い」といった睡眠に関する悩みが増えますが、昼間のうちにしっかり体を動かしていると、夜、よく眠れるようになり疲れもとれます。

「高齢者の一人暮らし」というと、なんだか物寂しいイメージを持つかもしれませんが、一人暮らしは自立の証。自分でできることを自分でやっている、健康的でかっこいい存在なのです。生活評論家の吉沢久子さんは100歳を超えても家事や家庭菜園を満喫し一人暮らしを楽しんでいました。

「若く見られたい」が老化の分かれ道

実際、70代の夫婦は、ほとんどの場合、女性のほうが活動的で元気です。男性は定年を迎えてしまうと人づき合いも減るし、外出の機会も減ってきます。

もちろん、最近は、元気な70代がどんどん増えています。男性でも地域などのボランティアの活動に積極的に参加したり、会社勤めの頃には遠ざかっていた趣味や遊びに夢中になったりする人もいます。ただ、全体としては、そういう男性はまだ少数派のように思います。老化の分かれ道は「若く見られたい」と思えるかです。70代の男女を比較すると、男性は女性以上に保守的になります。70代の男性と言えば、団塊の世代だからだと思っています。

団塊世代は、学生運動あり、ヒッピー文化ありと、まさに戦後の日本人の価値観が激動する中で青春時代を過ごしてきた世代です。そう考えれば、70代の男性は、いま生きている日本人男性の中では、もっとも革新的な世代であったはずなのです。「70歳を過ぎて、ギラギラしているのはみっともない」といった「年相応の考え方」をするのは、女性よりむしろ男性のほうが多いように思います。

女性はどうかといえば、80歳だろうが、90歳だろうが、若く見られることを素直に喜ぶものです。逆に、男性はあまり見た目を気にしなくなります。それが老化につながっていくのです。

高齢者医療の現場にいると、実際、元気のない70代男性をよく目にします。

男性ホルモンが活力の男女差に

70代の男性は、同世代の女性より、枯れてくる人が多い――。70代のこの男女差は、性ホルモンの量で説明できます。年齢とともに、男性は男性ホルモンが、女性は女性ホルモンが減ってきます。性ホルモンとは、簡単に言えば、男女それぞれの「らしさ」を作るホルモン。ですから、年齢とともに、男性は「たくましさ」が、女性は「ふくよかさ」が、明らかに外見から失われていくことになります。

ただ、これは「見た目の問題」だけではありません。「心の問題」でもあるのです。

男性ホルモンが減ってくると、男性はどうしても「意欲」や「バイタリティ」が衰えてきます。これが枯れてくる70代男性が多い理由です。

それに対し、70代の女性がなぜ活発で行動的になるのかと言えば、女性ホルモンが減る代わりに、男性ホルモンが増えてくるからです。それまでは抑え込まれていた「意欲」や「バイタリティ」が勢いづいてきます。実際には、もっと複雑な生理的メカニズムが働いているのですが、分かりやすく説明すればそういうことになります。

一日10分の読書習慣を

本を読むと「なんだか、心がほっとする」「精神が安定する」といった経験をされたことはないでしょうか。実は、読書には脳をリラックスさせる効果があるのです。

イギリスのある大学の研究によると、本を読み始めてから6分ほどで、ストレスの3分の2が軽減されるそうです。

また、読書は脳に刺激を与えてくれるので、一日10分だけでも習慣づけると良いでしょう。読書を習慣づけている高齢者は、認知症の発症率が低いという研究結果もあります。

エッセイ集や短編小説は、短時間で楽しめますので、頭の体操にはちょうど良いかもしれません。

また、声を出して読むと、さらに良い効果があります。

音読は、発声と、その声を耳から聞くことにより、黙って本を読むより脳が複雑な情報処理を行います。その結果、脳が大いに活性化するというわけです。

また、高齢になって言葉を発する機会が減ると、口腔機能全体が衰え、発音だけでなく、食べ物をかんだり、飲み込んだりする力にも影響がでます。そうなると、命に関わる、嚥下障害や、誤嚥性肺炎のリスクが高まります。

だからこそ、音読にはぜひ取り組んでいただきたいと思います。

たとえば、お気に入りの新聞のコラムを音読する、自分の好きな歌の歌詞を音読する、詩や名言などを声に出して読むのもいいでしょう。

書店に行けば音読用のテキストも販売されていますし、図書館にもそうした種類の本が置かれています。ちょっとのぞいてみて下さい。

さらに、お孫さんがいらっしゃれば、絵本を読んでやるのも良いでしょう。

読み聞かせは子どもの脳にも良い影響をもたらします。

孫とのコミュニケーションにもなり、お互いの脳に良く、さらに、家族からの感謝もおまけについてくるかもしれません。

植物を育てる喜びを

森林や植物がたくさんある場所に行くと、思わず深呼吸したくなったり、清々しい気持ちになったりした経験は誰でもあるはずです。

殺風景な部屋の中に、一輪の花を活ける、小さな鉢植えをひとつ置くだけでも、雰囲気ががらりと変わります。人間にとって植物、小さな自然は、想像以上に癒しを与えてくれるのでしょう。

ですので、植物を育てる趣味は、とくにおススメします。その中でも、家庭菜園は収穫の楽しみ、食べる喜びも同時に味わえるのでとってもお得。

「いやいや、うちにはそんな庭もスペースもありません」と、思われるかもしれませんが、プランター一つから家庭菜園は始められますので、小さなベランダのスペースでも十分です。

大小にかかわらず、家庭菜園を運営するメリットは色々あります。

たとえば、立ったりしゃがんだり、自然にスクワット運動ができます。

庭でもベランダでも、太陽光線をたっぷり浴びられますし、それが習慣になれば、ビタミンDや脳内の神経伝達物質の合成が進みます。

また、手をかけて育てた野菜たちがすくすくと育ち、実をつける達成感は大きな喜びですし、もし、うまく育たなかった時には、「どうすればうまくいくのだろう」「次はここを工夫しよう」と工夫を考えます。

自然が相手ですから、思うようにはいきません。それが、いつもは休みがちな前頭葉を大いに刺激してくれます。

そして、家庭菜園は「自分一人で楽しめる」ところがポイント。好きな時間にいつでも楽しめる、それが長続きにつながります。

「足りない害」が影響が強い

医者の多くは、コレステロールだとか、血圧だとか、血糖値だとか、ナトリウム濃度であるとか、高いことには注目しますが、「低い害」をあまり問題にしていません。

それが問題だと私は考えています。

たとえば、血圧の薬を飲んでいるうちに、血圧が１００を切ってしまったというのに、薬を全く変えようとしないのはその一例でしょう。

また、血糖値を正常にしようとすると、早朝に低血糖を起こしてしまいます。そのため、失禁をしたり、ボケたようになってしまう方を、私はたくさん見てきました。若いころと比べて、年を取ればとるほど、「高い害」より、「低い害」が出てくるのです。

具体的には、血糖値が50mg/dLくらいで低血糖の症状が出てしまう。血圧も80－90mmHgくらいでフラフラになってしまう。ちなみに、私の場合は140位でもふらふらすることがありました。

高齢者の場合は、コレステロールがやや高めの人、血糖値が高めの人、血圧が高めの人のほうが元気です。つまり……、

〝あまっているより「足りない害」の影響の方が強い〟

それが、高齢者の特色であり、高齢者専門の精神科医として、35年近く高齢者医療の現場で働いてきた私の実感です。

高齢者の交通事故は「足りない害」が原因？

高齢者の交通事故が連日、メディアで取り上げられています。

そして、事故の理由は、加齢による身体能力の低下、判断能力の低下、動体視力の低下などと言われています。まるで、高齢者は心身ともに衰えた社会のお荷物のような印象すら受けます。

だからこそ、世論は、

「高齢者はハンドルを握るな！」

「高齢者になったら運転免許を返納すべし！」

「免許を返納しない高齢者はとんでもない奴だ！」

といった、過激なものになるのです。

しかし私は、高齢者の交通事故の原因の全てが「加齢のせい」だとは考えていません。その背景には、「足りない害」が隠されていると思うのです。

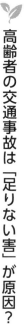

たとえば、人は腎臓の機能が落ちてくると、体から塩分が逃げてしまい、低ナトリウム血症という症状が起きることがあります。それによって、意識障害、つまり、体は起きているけれど頭がぼーっとして寝とぼけたようになってしまうのです。

家の中でこうしたことが起きてもあまり問題になりませんが、もし、運転中に意識障害が起きたとしたら、重大な事故につながります。

高齢者の事故の多くは、暴走や逆走です。そして、事故を起こした人が常日頃から、そうした危険運転をしているわけではないということに注目すると、「もしかすると、何かしらの理由で意識障害を起こし、それによって事故が起きたのではないか」という可能性が十分考えられるのです。

昨今、塩分は健康の敵とみなされ、とかく薄味が推奨されがちですが、血液中のナトリウム濃度が130mg/dLを切ると頭がぼーっとし、125を切るとけいれんを起こしたりします。

また、高齢になると複数の薬を服用している人が増えます。そして、薬を6種類以上飲めば副作用が倍になるというデータがあります。その副作用のなかで深刻なのが

「意識障害」です。

そんな風に考えると、「加齢のせいで事故が起きている」と決めつけるのは、おかしいと思いませんか。

めざせ、腹9分目！

「肥満は健康の敵だ！」と、思っている人は多いと思います。

そして、痩せていることが健康の証であると信じている人も多いようです。

体重と身長から算出される肥満度を表す体格指数をＢＭＩといいますが、適正体重のＢＭＩは22とされています。

しかし、宮城県郊外の大規模調査では、平均寿命が最も長かったのは、40歳の時点でＢＭＩが25～30未満の「肥満（1度）」つまり、太り気味の人でした。一方、もっとも短命だったのはＢＭＩが18・5未満の「やせ型」と言われるグループだったのです。

つまり、やせ型よりもぽっちゃりさんのほうが長生きというわけです。

また、年を取ると消費カロリーが減るので、食べる量を減らさなくてはいけないと考える人も多いのですが、75歳以上になっても青年時代の8割近くはカロリーを必要としています。

実際に、8割食べている人は少ないので、わざわざ食べる量を減らさなくても大丈夫なのです。

食事の内容も、積極的に肉を食べることをお勧めします。牛肉や豚肉には、セロトニンの材料となる物質が含まれていますし、肉のたんぱく質は、体を作るのに欠かせません。

また、野菜を含めていろんな食材をとるのが健康長寿の秘訣なので、毎日、同じものばかりを食べるのではなく、できるだけバラエティに富んだ食事がいいでしょう。

とはいえ、いろんな食材を使った料理を作るのは大変です。

たとえば、コンビニで売られているような幕ノ内弁当は手軽で便利です。また、ラーメンは、15種類くらいの食材を使ってスープをとっているので、体に良い食べ物と考えることができます。塩分の補給にもなるでしょう。

コンビニ弁当やラーメンは健康の敵、のように思われがちですが、いい所もたくさんあるのです。

そして、高齢者の場合は、「腹8分目」にちょっとプラスして、「腹9分目」を心がけてはどうでしょう。

若い人と高齢者では薬の効きが違う

現在、日本の人口の29・1%が高齢者です。そして、高齢者のほうが若い人より医者にかかる確率が2・5倍ほど高く、入院患者に至っては7割が高齢者です。

だからこそ、高齢者に適した医療が確立されるべきですが、現在はほとんど、若い人たちと同じ治療が行われています。

たとえば、1歳の子どもと14歳の子どもがいるとしましょう。14歳までは小児科なので、両者が風邪をひいたときには小児科で受診します。

その時、14歳の子と1歳の子に同じ薬を処方したら、「それは変じゃないか？」と思いますね。

けれど、高齢者に関しては違うんです。

たとえば、65歳で体重が80kgある人と、90歳で40kgの人がいて、両者が熱を出すなどした時には、同じ薬が処方されてしまいます。普通に考えるとおかしいですよね。

少し医学的なお話をしましょう。

薬を飲むと肝臓が薬を分解し、腎臓からおしっことして体の外に出します。けれど、高齢者の場合は、内臓の働きが衰えているため、体の中に薬がたまりやすくなります。

薬というのは、15分から30分くらいで血中濃度がピークになり、それを肝臓で分解したりおしっことして出したりして、およそ8時間位が血中濃度の半減期（薬成分の血中濃度が半減するまでの時間のことを指す）になることが多いのです。

すると、1日3回飲むことで、8時間×3回＝24時間という計算で、血中濃度が安定するというモデルになります。

けれど、若い人なら完全に消失するものが、腎臓や肝臓の機能が衰えている高齢者は違います。まだ血中に薬の成分が残っているのに、時間が来たのでまた薬を飲むという危険性もあるのです。

そう考えると、若い人は1日3回の薬でも、高齢者であれば1日2回で済むかもしれません。

ですので、指示通りに薬を飲んでいたけれど、どうも気分がすぐれない、頭がぼんやりするなどの変化を感じたら、必ず医師に相談しましょう。

「お医者さんに意見するなんて申し訳ない」などと思う必要はありません。あなたの体のことは、あなたが一番よく分かっているはずです。

もし、あなたの声に耳を傾けてくれないようなことがあれば、別の病院を探すというのも大いにありだと思います。

85歳以上は、かならずがんがある

また、手術に関しても、高齢者と若い人では違います。

私は高齢者専門の病院に勤務していた時、年間100人くらいの方の解剖結果を見てきました。すると、85歳以上の方で、「体中にひとつもがんがない」という人は一人もいませんでした。

そして、がんが死因になっている人は3分の1で、残りの3分の2は、がんがあるのを知らぬ間に亡くなっていくことになるのです。

がんという病気は、手遅れになってから分かることが多いように、重症になるまで症状が出にくい病気です。特に、高齢者の場合は進行のスピードも緩やかなので（中には早いものもある）、切らないという選択もありだと私は思います。

手術をして命は助かったけれど、ガリガリに痩せて足元もおぼつかなくなるという患者さんもいます。

年齢を重ねたら、最も大切にすべきはQOL、生活の質です。がんのあるなしにかかわらず、どうすれば生活の質をより良い状態にできるのか。そのあたりもよく医師や、家族、まわりの人たちに相談し、「自分はどう生きたいか」をよく考えるべきでしょう。

医者の勧める方法が絶対ではありません。

高齢者というレッテルにまどわされるな

一般的には65歳以上を高齢者、75歳以上を後期高齢者と言うわけですが、普通に考えると、65歳位では、自分を高齢者だと思ってる人はあまりいないと思います。

というのは、私自身が現在63歳ですが、これまでとそんなに変わったという気はしないし、あと2年たったからと言ってガラッと変わるとも思えないからです。

私の先輩の老年医学専門の医者が面白いことを言っていました。

「人口の上から1割を年寄りと言えばいい」。

人口の上から1割の歳だと、自分より年上が1割しかいなくて、あとの9割は年下となる。さすがに年取ったなぁと思うし、実際そのくらいだと、年寄り感があると思うということです。

そして、その年齢がどんどん上がってきているわけです。

たとえば、１９７０年に人口の７％が高齢者、65歳以上になったときに、高齢化社会と言われはじめました。

65歳以上が人口の７％しかいないということは、上から１割が61歳から62歳なわけです。その時代だったら、61～62歳で、「あぁ、自分も年寄りだなぁ」と感じていたと思います。

その当時は会社を55歳で定年になりましたから、61～62歳は定年退職して数年たった状態です。しかも、男性の平均寿命は70代前でしたから、「あぁ、あと10年位しか生きられないしなぁ」というように、感じていたのではないでしょうか。

ですから、その当時は、61歳とか62歳が年寄りだったとなるわけです。

けれど、現在日本は、ついに80歳以上が人口の１割を超えました。ということは、後期高齢者である75歳だって、まだまだ若いのです。

「あなたは65歳以上だから高齢者です」

「あなたは75歳以上だから後期高齢者です」

そんな風に言われると、なんだかしょぼくれた気持ちになってしまいそうですが、そんなレッテルは気にせず、明るくいきましょう。人の若さは年齢だけではかれないのですから。

「足し算」健康法でシャキッと元気に

たとえば70代の人。一般的には病院通いはしているものの、日常生活に支障をきたすほど体も知力も衰えていません。とはいえ、

「なんか、最近元気がでないんだよね」

「やる気が減ったかも」

「感動する回数が減ってる気がする」

「めんどうくさいが口癖になった……」

といった、老化現象は確実に出ているはずです。

こうした症状をそのまま放置しておくと、坂道を転がるように、よぼよぼ高齢者にまっしぐら。そんなことは避けたいものです。

そこで、私が提唱するのは、「足し算」健康法です。

加齢とともに足りなくなったものがあれば、それをプラスしていくという考え方です。

たとえば、栄養を足す。運動を足す。性ホルモンを足す。サプリメントを足す。こうした、ちょっとした足し算で、現状維持はもちろん、前より元気になったと実感できるはずです。

本書では、誰でも簡単に取り組める「足し算」について、分かりやすく解説しています。

ページをめくるたびに「年をとるって案外たのしいかも！」「自分も１００歳まで頑張れるかな」と思っていただけたら、こんなに嬉しいことはありません。

第２章

100歳を迎える「足し算」習慣

寝たきりゼロのスウェーデン

皆さんが子どもの頃、風邪をひいた時どんなことをしたか覚えていますか。

「首にネギを巻いてもらった」

「たまご酒や、くず湯を飲まされた」

「とにかく、布団をかぶって寝ていた」

そんな思い出をお持ちの人もいると思いますが、「病院に行って、お医者さんに診てもらった」という人は少ないと思います。

ところが、１９７０年代ごろから、風邪を引いたら当たり前のように病院に行くようになりました。外国では考えられないことです。

もちろん、医療制度の違いもありますが、「たかが風邪ごとき」で、医者に診てもらう必要はないと考えるからです。

日本は医療に対して手厚く、病院の数もベッド数も世界で一番多いです。その一方で、寝たきりの高齢者の数も、残念ながら世界一ではないかと言われているのです。福祉国家として名高いスウェーデンではどうでしょう。

実は、寝たきりの高齢者はほぼゼロです。

なぜなら、国を挙げて寝たきりにならないような取り組みをしているからです。また、延命治療に対する考え方に大きな差があるからです。

たとえば、日本では口から食べられなくなれば、まず点滴を行い、場合によっては「胃ろう」の処置がほどこされることもあります。

けれどスウェーデンでは、食べ物を口元に持っていったけれど食べようとしなければ、「寿命はそこまで」「神の思し召し」と、点滴も、ましてや胃ろうなどの延命治療は基本的にしません。

これが、寝たきりゼロの一因なのです。

「どんな状態になっても、一分一秒でも長く生きたい」というのも、「たとえ短くなっても、最期まで自分らしく生きたい」というのも、人それぞれで、正解はありません。自分の人生だから、自分で決めればよいと思うのです。

ただ、自分なりの死生観を持つことはとても大切です。

人はこの世に生まれ落ちた時から、死に向かって歩いています。赤ちゃんでも若者でも高齢者でも同じです。人は死から逃れられないのです。

だからこそ、最期の時をしっかり受け入れて「自分はこれからどういう生き方を望むのか」を、今こそ真剣に考えるべきだと思います。

「我慢は美徳」は免疫力を下げる

「どうやったら免疫力を高められますか?」

そうした質問をよく受けます。そんな時私は、

「できるだけストレスがかからないようにして、思いっきり人生を楽しんでください」

と答えます。

実は、ストレスが多い人ほど免疫力が下がります。なので、嫌なことはできるだけやらず、楽しいことを優先する。実にシンプルですが、これこそが免疫力アップの秘訣なのです。

日本人は、「我慢は美徳」「ぐっと耐え忍ぶことが偉い」といった価値観を長く植え付けられてきました。そのため、のんきにしていたり、楽し気に過ごしている人を「あの人は極楽とんぼだ」などと揶揄する傾向があります。

たしかに、若いうちは楽しいことを我慢して、仕事や勉強をがんばることで大きく成長できたかもしれません。また、そうした姿を周囲が高く評価することもあったでしょう。

けれど、高齢者にとって、我慢や節制がマイナスにはたらくことの方が多いのです。

「派手な色を着るなんて、いい年してみっともない」

「旅行ばっかり行っていたら、遊び惚けていると思われる」

「一人カラオケに行ってみたいけど、年寄りだから恥ずかしい」

そんな風に考えて、本当にやりたいことを我慢していたら免疫力がどんどん下がってしまいます。

着たい服を着て、やりたいことをやって、食べたいものを食べる。「人様の目が……」なんて、考える必要はありません。70歳からはやりたい放題でいいのです。

そして、健康のためにお金を使うことも大切です。

高齢者はたとえ貯金があったとしても、財布のひもがかたくなります。「年金生活は質素倹約に努めなければならない」という法律があるわけでもないのに、消費に対して罪悪感を抱きがちです。

けれど、お金を使わないように家にこもってテレビばかりみていたら、免疫力が下がるばかりではなく、体力も筋力も落ち、がっくり老け込んでしまいます。

また、「感情の老化」といって、何かに興味を持ったり、わくわくしたり、感動する気持ちが低下し、何をしても面白くなくなってしまいます。

困ったことに、年をとると「使わない部分の衰え」が激しくなります。

たとえば、若い人が何らかの理由で何カ月間か寝込んだとしましょう。

若い人だって何カ月も寝込んだら筋力が衰えますから、病み上がりではふらふらするはずです。しかし、すぐに元気になります。

一方、高齢者が何カ月も寝込んだら、そのまま寝たきりになる確率は決して低くはありません。

また、学生が勉強をさぼれば学力は伸びませんが、どんどんバカにはなりません。しかし、高齢者が脳を使わないでいれば、脳の機能は確実に下がっていきます。

頭も体も使い続けてこそ若さを保てるのですから、そのための投資は必要です。お金を出し渋って健康を損なうのではなく、健康のために気持ちよくお金を使うのが大切なのです。

生活を楽しみ若々しく

長く老年医学にたずさわり多くの高齢者と接してきた経験からいうと、80歳になっても元気な人は総じて活動的です。

ガーデニングや将棋、カメラ、カラオケなどの趣味に興じたり、新刊本を買って読んだり、ご近所と井戸端会議に花を咲かせたり。

なかには現役で働いている方や、ボランティア活動に熱心に取り組んでおられる方もいます。

このように生活を楽しめるのも、意欲があるからこそです。

70代のみなさんも行動を起こす意欲を保っていれば、80歳の壁を元気に乗り越えることができます。

ふだんから活動的に過ごすことで運動機能も衰えにくくなり、元気に年齢を重ねることができるのです。

70代から本格化する脳の萎縮

意欲は若さの源であり、生活にハリをもたらします。意欲が低下すれば間違いなく老け込みます。

たとえば、散歩が体によいと分かっていても、意欲が低下すると外出する気が起こりません。ボーッとテレビを見続け、「あー、今日も全然動かなかった」とぼやいて一日が終わり、足腰の衰えがひたひたとやってくる。これもまた70代では起こりやすいことです。

男性の場合、意欲と関わる男性ホルモンの分泌が中年期から低下するため、年をとればとるほど意欲が低下します。

一方、女性は閉経後、男性ホルモンが増えるので、男性よりは意欲を保っています。

しかし、男女の区別なく意欲を低下させる決定的な原因がもうひとつあります。

「前頭葉の老化」です。

前頭葉は、脳の前方に位置し、意欲や感情、記憶、創造性、感情の切り替えなどをつかさどる部位です。私は年間100例ほど脳のCTやMRIなどの検査画像を観察し、40代から前頭葉の萎縮が見えるようになることを確認しています。脳の組織を構成する神経細胞が死滅して脱落することにより脳が縮むのです。

60代、70代に入って本格的に前頭葉の萎縮が進むと、目に見えて意欲が低下します。「なにもする気になれない」「なにをしても楽しくない」「人に会うのが億劫《おっくう》」「集中力がなくなった」などなにかにつけ腰が重くなります。「かったるいなあ」と出不精になると筋力が衰え、老け込んだヨボヨボ老人になっていきます。

前頭葉の働きが低下すると、感情の切り替えもできなくなり、すぐキレたり、いつまでも怒りがおさまらなくなったりします。また、自分と異なる意見に耳をかさなくなったり、人への思いやりや共感力が弱くなったりして、人づきあいも減っていきます。

人と会話や食事をともにする楽しみがなくなると、脳への刺激も減り、さらに意欲が減退して元気のない老人になってしまいます。

脳の老化を予防するコツ

脳が萎縮したら取り返しがつかないと思うかもしれませんが、安心してください。前頭葉の萎縮が始まってからでも、老化を防ぐ術はあります。

前頭葉は、「想定外のこと」や「新たな刺激」に対処するとき、「なにかを創造するとき」に活性化します。未知の体験やワクワク、ドキドキする体験は、前頭葉を刺激し働きを高めます。「ふだんと違うことをしよう」と意識し、行動することが大切です。

反対に、嫌なこと、やりたくないことを我慢してすることは、前頭葉にストレスをかけ老化を早めます。70歳になったら、我慢はとことん避けましょう。

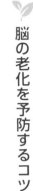

また、変化のないルーティン化した生活を送っていると、前頭葉の老化が進みます。

たとえば、ランチは麺類と決めている、同じ著者の歴史小説しか読まないなど、日常生活には前頭葉の老化に拍車をかけるルーティン化した行動パターンがいくつも潜んでいます。

70代に入ったら、新しい体験を意識して増やし、我慢や嫌なことはいっさいしない。これが前頭葉の働きを高め、若さを保って豊かな晩年を過ごすコツです。

ふだんの生活で実践できる「前頭葉の働きを高める『足し算』習慣」はたくさんあります。次にご紹介しますのでできることから始めましょう。

前頭葉の働きを高める「足し算」習慣

❶ 年をとったら毎日が実験。失敗も楽しもう

70歳からはいろいろな実験にチャレンジしてみましょう。といっても、大上段に構えることはなく、少しだけいつもと違う行動をするだけで十分です。

手始めに、気軽にトライできる「食」の実験はいかがでしょうか。

たとえば、ランチを家で食べるのをやめ、外食すると決めます。ラーメン好きなら（ピザでも、チャーハンでもかまいません）、いろいろな店に行って食べ比べの実験をするのです。

行きつけの店なら絶対においしいと分かっていますが、あえて入ったことのない店を選びます。

その店のラーメンが、おいしいかどうか分かりません。はずれを引いてまずかったらどうしよう？　やっぱり無難にいつもの店に行こうかな？　と迷うでしょうが、実験を敢行してください。

おいしいラーメンに出合えたら大当たり。まずかったら失敗と思うかもしれませんが、チャレンジしたことに大きな価値があります。失敗も含め新しい体験を楽しむことで、前頭葉の働きが高まります。


現役時代と違って70代は時間に余裕があります。その時間を活用して、新しいことにチャレンジすれば、長い老後を退屈せずに過ごすことができます。年をとればとるほど毎日が実験と思いましょう。好奇心のおもむくまま、ささやかなことでもいいので、新しいことに挑戦してみましょう。なにか始めるのに遅すぎるということはありません。

❷散歩のルートを変え、買い物に行く店も固定しない

散歩を習慣づけると足腰の筋力もつき、心肺機能も上がって着実に体力をつけることができます。

ただし、同じルートを歩くルーティン化された散歩の場合、前頭葉への刺激はそう多くはありません。できれば毎日ルートを変えることをお勧めします。

住宅街、公園、アーケード商店街、オフィス街など、ルートによって交通量も異なり、安全に歩くための注意のしかたも変わります。見える風景も当然違います。古い門構えの家にハッとしたり、下町商店街の懐かしさにひたったり、公園の緑に癒されたり、変化が多くなるほど脳への刺激になります。

買い物も近くの決まったスーパーばかり行かないで、たまには違う店にするといいでしょう。ときに一駅、電車に乗って遠出するのもありです。

いつもと違う店に行くと、商品の陳列方法が異なるのでどこにどんな商品があるのか分からなくて戸惑うかもしれませんが、「野菜はこっちの店のほうが安くて新鮮だ」「ここはお刺身の活きがいい」など発見もあって生活に楽しみが増えます。

❸違う考え、異なる意見に触れよう

自分とは異なる考え方や物の見方に触れることも、前頭葉の働きを活性化します。保守系の雑誌ばかり読んでいる人は、リベラル系の雑誌を読み、リベラル系の読み物を読んでいる人は保守系の本を読んでみるのです。

年をとるほどものの見方が狭くなりがちです。異なる意見に触れると、「こんな考え方もあるんだな」と視野が広がり、頑固になりつつある頭がほぐれます。あるいは、腹が立って反論を考えるのも前頭葉を使うことになります。

ふだん読まないジャンルの小説を読んでみるのもいいでしょう。ラブストーリー系一筋なら、任俠モノを読んでみると大いに刺激になります。

❹たまには強い刺激で確実に前頭葉を活性化

年を取って経験知が増えてくると、ちょっとやそっとのことでは感動しなくなります。

今70代の人が若い頃は、東京タワーを見ただけで感激していました。しかし、年を取ってくるとエジプトでピラミッドを見るくらいでないと心が動きません。

若い頃は、牛丼で「おいしいなあ」と感動しましたが、年をとるとA5ランクの和牛ステーキでなければ、おいしいと思えない、満足できないという人だっているでしょう。前頭葉を活性化するには、より強い刺激が必要になるのです。

日常生活に取り入れやすい強い刺激といえば、おいしい料理を食べることです。「ミシュランの三つ星店を予約するぞ！」「次はあの店の寿司を食べに行こう」とプランを立てれば気分も上がり、確実に前頭葉が活性化します。たまには奮発して老舗の名店で食事をするのも、脳の老化予防になります。

「食事に贅沢《ぜいたく》するなんてもったいない」と思う人もいるでしょう。しかし、老後は子どもに遺産を残すことより、自分を喜ばせるためにお金を使ったほうがいいと思います。

❺笑える芸を観に行こう。免疫力が高まります

「笑い」が免役力を高めることは、さまざまな研究で明らかにされています。笑うとがんを攻撃するＮＫ細胞が活性化することから、「がん予防に一日一回は笑いましょう」とまでいわれています。

「箸が転んでもおかしい」という時代は、誰にでもありました。しかし、年をとって経験知が増すと、本当に面白い芸でなければ笑えません。

テレビに登場するひな壇芸人の日常トークは、草野球のプレーを強制的に見せら

れているようなもの。ちっとも面白くないのです。高齢者を笑わせられなければ芸ではない。老人を笑わせてこそ芸だと私は思います。

笑いも足し算する必要があります。「最近、笑ってないな」と思ったら、演芸場に出かけましょう。大阪の「なんばグランド花月」、東京の「新宿末廣亭」などに行けば、ゲラゲラ笑っているお年寄りで席が埋まっています。

落語や漫才のＤＶＤやネットの動画配信を見るのもお勧めです。本物の芸を観れば、おなかが痛くなるほど笑えます。

❻どんどん旅に出よう。幸せホルモンが増えます

コロナ禍の自粛で旅行を控えていた人も、自粛解除後は遠出ができるようになりました。

見知らぬ土地を旅すれば気分は高揚し、前頭葉への刺激も強くなります。名跡巡

りもよし、地元のグルメを堪能《たんのう》するもよし。歩きまわって日光を浴びれば、「幸せホルモン」のセロトニンが増え、ワクワク、ドキドキ感もいっそう高まります。

一人旅も楽しいには違いありませんが、70代になったら誰かと一緒に出かけることをお勧めします。

相手がいれば「ここが面白かった」「あの手打ちうどんは最高だった」などとしゃべる楽しみができます。また、同行する人がいると行動範囲が広がるというメリットもあります。

男性同士で出かければ、旅先でキャバクラやストリップに行く勇気もわきます。性的な刺激は男性ホルモンの分泌を促し、活力アップにつながります。コロナに負けず、どんどん旅にでかけましょう。

❼70歳になったら我慢しない。好きなことをやろう

現在70代、80代、90代の人は、「我慢強さは日本人の美徳」という親の価値観のもとで育っています。嫌なこと、つらいこと、やりたくないことも我慢してやりなさい。いつか苦労は報われて、人生の肥やしになるから、とすり込まれています。

しかし、これからシャキッと晩年を送りたいと思うなら、我慢や節制はやめましょう。前頭葉は、新しい刺激や「快」を得られる体験で活性化します。我慢や節制を強いられるストイックな生活に、喜びや快はありません。前頭葉の働きは鈍り意欲も減退します。

家族や知り合いの目、世間体を気にして、やりたいことをせず我慢したまま、ヨボヨボ老人になっていく……。そんな晩年でいいと思いますか？　後悔しませんか？

残された10年、20年は、自分がやりたいことをやり、楽しむためにあります。70歳になったら我慢せず、好きなこと、やりたいことをやりましょう。そのほうがずっと楽しいし、おのずと若さを保つことができます。

❽タバコはやめなくていい。酒も上手に楽しもう

健康志向の高まりで、タバコはがんを招く悪の権化のような存在になりました。高齢になってタバコを吸っていると、「がんになるからやめたほうがいいよ」と家族から言われるようになります。子どもにしてみれば老親のがんを防ぎたい一心ですが、タバコ飲みにとって、禁煙は強いストレスになります。

医師の立場から言わせてもらうと、30〜50代くらいまでの人であれば、禁煙は健康維持に効果的かもしれません。しかし、70歳以降は禁煙するメリットとデメリットを考える必要があります。私は禁煙のストレスがもたらす害のほうが、健康維持効果をはるかに上回ると考えています。

くも膜下出血で亡くなりました。

Aさんはタバコを再開したおかげで免疫機能が上がり、がんの進行が遅くなったのではないか。我慢してタバコをやめ、しょぼくれていたらがんで早く死んだのではないか？　と、私は思うのです。

私自身はタバコを吸いませんし、お勧めはしませんが、70歳を過ぎたら、エチケットを守りながらタバコを楽しめばいいと思います。

では、お酒はどうでしょうか？

肴《さかな》をつまみながら晩酌を楽しむことが、人生の喜びという人は多いでしょう。私もその一人なので気持ちはよく分かります。お酒も、ほどほどなら健康にもプラスです。

ただ、過度の飲酒は脳内のセロトニンを減少させ、うつ病を引き起こす恐れがあります。二日酔いで気分が落ち込むのも、セロトニン不足が影響しています。

また、過度の飲酒が習慣になると、高齢者はアルコール依存症になりやすいという問題もあります。お酒は適量にとどめ、できれば一人飲みよりも、家族や親しい人と会話を楽しみながらのほうがよいのは言うまでもありません。

❾しょっぱいもの、甘いものは我慢しない

年をとるにつれ濃い味つけを好むようになります。老化によって味覚が鈍くなるという理由のほかに、体の適応現象という説もあります。

加齢により動脈硬化が進むと、血管の内腔《ないくう》が狭くなります。酸素やブドウ糖を組織に行き届けるためには、体は血圧を少し高めにして血流を維持する必要があります。

塩辛いものを食べて血圧を上げ、甘いものを食べて血糖値を上げ、脳にブドウ糖を届ける。いずれも動脈硬化にたいする適応現象とも考えられるのです。

しょっぱいものが好きなのに、「体に悪いから塩分は控えてください」と医師に言われ、薄味の料理ばかりになると、おいしく感じないのでがっかりします。甘いコーヒーを飲みたいのに、「血糖値が高めなのでブラックで」と砂糖を制限されたら元気が出なくなります。

現代医療は、健康診断の数値を正常にする引き算医療にこだわるあまり、人間の幸せを考えられなくなっているのです。

私が、有料老人ホームを作るなら、体のことは気にしないでおいしいものが食べられるホームを作るでしょう。年をとったら我慢や節制を強いず、その人の生活の質を最優先にすることが大切だと考えています。

⑩嫌な人間関係はさっさと解消

現役時代は、職場の上下関係や取引先との利害がからみ、嫌な人ともつきあわざるを得ない状況がありました。

退職後はこうしたしがらみから解放されます。嫌だと思う人間関係は我慢せず、全部やめていいのです。

たとえば同窓会の集まりで、いまだ現役であることを自慢したり、子どもの就職先をひけらかしたりして悦に入っている友達がいたら、さっさと席を離れましょう。噂《うわさ》好きの人、悪口が趣味の人もつきあう必要はありません。


一方、趣味が共通で話をしていて楽しい人、長電話であぁでもないこうでもないと延々とおしゃべりできる友人、悩みがあるときに相談できる人など、心がホッとする人間関係は、メンタルヘルスに寄与しますし、前頭葉を活性化して生きる意欲を高めます。

「情けは人のためならず」という言葉がありますが、人に優しくしていれば、それなりに優しさが返ってきて、互いに幸せになれます。心豊かな人間関係を大切にすることで、充実した晩年を送ることができます。

⑪夫婦関係も寝室や娯楽も別にして、ほどよい距離を

70代ともなれば、長年連れ添った夫婦の間でミスマッチが起こることは少なくありません。

たとえば、夫は定年退職後、妻の手料理が楽しみで、食事をともにすることがいちばんうれしいと思っています。たいして、妻のほうは一日中家にいる夫にべったり寄りかかられ、うんざりしています。これ以上、夫の面倒は見たくない！　とモヤモヤしている。こんな話は非常に多く見聞きします。

離婚するほどではないけれど、「一緒にいるとイライラする」と妻か夫が思うのなら我慢せず、二人でよく話し合って関係の改善を図りましょう。

お勧めは物理的に離れることです。

子どもが独立すれば、夫婦それぞれが個室をもてるはず。自室でなにをしようと干渉しないと決めておきます。

夫は妻の目を気にすることなくポルノサイトや雑誌を見ることができるし、マッチングアプリ（オンラインで男女の出会いの場を提供するサービス）でドキドキ感を楽しむこともできます。

妻も、部屋に飲みものや好物を持ち込んで、夫がいるとみられない洋画や韓国ドラマを楽しめます。もちろんポルノ鑑賞だってアリです。

居室を離して夫婦の距離をとることでストレスが減り、前頭葉の働きも良くなります。気持ちに余裕が生まれて、相手のよいところにも気づけるようになります。

熟年の夫婦の関係崩壊を防ぐには、つかず離れずの関係がいいのです。

⑫男も女も欲望には忠実でいい

ポルノに触れたところで、性欲についてもひと言付け加えておきましょう。

年をとったからといって性的な欲望をもつことは、決して悪いことではないし、後ろめたく思う必要はありません。

本や雑誌でエロティックな興奮を高めることは、前頭葉を大いに刺激します。男も女も、自分の欲望に忠実になっていいのです。

欧米では無修正ポルノは合法ですが、日本では違法なので表向きは見られないことになっています。しかし、医学的な見地からも、ポルノが男性ホルモンを活性化することは明らかです。日本の政治家がおかしいだけで、これが意欲も筋力も増すのです。

⑬植毛、ウイッグ、ボトックス。外見が若返るものは足そう

外見を整えることは、前頭葉の活性化に直結します。鏡に映った若々しい自分を見ることは、強い快刺激になるからです。

日本人は、美容で若返ろうとすることに反発する人が少なくありません。

「年甲斐もなくヅラをつけている」「シワとりしてまで若さにすがってみっともない」等々。若返りを貶《おとし》める雰囲気が日本にはあるようです。

しかし、抗加齢医学を学んできた私から言わせると、若返ることのなにが悪いの？　と思います。

加齢で髪が薄くなれば植毛すればいいのです。ボトックス注射で眉間のシワを目立たなくしたり、ヒアルロン酸の注射でほうれい線を消したり、若返りの技術は目覚ましく進歩しており活用しない手はありません。

私自身、ボトックス注射（表情に悪影響の出にくいディスポートという商品名の製品を使っています）でシワを消し、髪も染めています。

肌や髪の手入れをして服装を整え、オシャレをして出かけてみましょう。ショップのウィンドウに、若々しい自分が映れば自信がつきます。病気で入院中の高齢女性にお化粧をするとシャキッと元気になり、離床が早まるという研究もあります。見た目が若くなれば気持ちも若返ります。

⓮衰えた機能を補ってくれる便利グッズは迷わず使おう

近年、高齢者の生活を便利にしてくれるＡＩ（人工知能）搭載の家電が増えています。

掃除ロボットやエアコン、冷蔵庫など、スマートフォンの専用アプリで離れたところからコントロールでき、勝手に家事をやってくれます。おかげで家事負担が減り、余った時間は趣味や外出にあてて生活を楽しむことができます。

年をとると体のさまざまな機能が落ちて、気持ちが落ち込むこともあるでしょう。

しかし、衰えた機能を補えるグッズはいろいろあります。耳が遠くなったら補聴器をつけ、足腰が弱くなったら杖や歩行器を使い、尿もれが心配なら尿もれを防ぐパンツを着ければいいのです。

これらのグッズを活用することで、自由に外出できるようになり、活動的に過ごすことができます。高齢者用のグッズは「年寄り臭い」どころか、若さを保つ利器なのです。

第3章

長寿を損なう「引き算医療」

人生を明るい方に導く、マインドリセット

「しあわせは　いつも自分のこころがきめる」。これは書道家の相田みつをさんの言葉ですが、人は心の持ち方ひとつで、幸福にも不幸にもなるということを考えさせてくれます。

有名なたとえですが、コップに水が半分入っている状態を、「半分しか残っていない」とネガティブに捉えるか、「半分も残っている」とポジティブに捉えるかによって、心の状態は変わってきます。

つまり、幸せとは、現実がどうあるかではなく、それをどう受け止めるかが大切なのです。

とはいえ、人それぞれ、物事の受け止め方の癖というものがあります。特に高齢者は長い人生を歩んできた分、その癖が強く出てしまいがちです。

そこで、その受け止め方や考え方の癖を一度リセットしてはどうでしょう。

●マインドリセット7カ条

①勝ち負けでは考えない
②試してみないと答えは出ない
③「かくあるべし」思考は捨てる
④いまを楽しむ
⑤人と比べない／高齢者による高齢者差別はしない
⑥自分で答えを出す
⑦人目は気にしない

ここに挙げた7つの項目などはあったほうがいいと思います。高齢になっても、またそれによって病気や障害を抱えていても、明るい気持ちで生きている方々の姿から学んだものです。

一気にすべては難しいかもしれませんが、できそうなことからチャレンジしてみてください。

70代は老いと闘える最後の年代

人生100年時代。高齢期に入り長い老後をできるだけ若々しく元気に暮らしたいと、誰しも願うのではないでしょうか。

老化により体や頭の働きが衰えてくるのは避けられません。転倒による骨折や脳梗塞などに見舞われれば老化が加速することもあります。

しかし、一般的に老いは一気には進まず、ゆるやかにやってくるものです。適切に対処すればシャキッと若々しくいられる時間をより先へと引き延ばすことができます。

老いと闘える間は闘ってみる。それでも足腰や目、耳、記憶力などで衰えのほうが目立ってきたら老いを受け入れるというのが現実的といえます。

私は三十数年にわたり精神科医として高齢者を専門に診てきました。この経験から、70代は老いと闘える最後の年代ととらえています。

80代になると、どうしても身体機能や認知機能などの衰えが目立ってきます。

たとえば要支援・要介護認定率は、65～69歳で3％弱ですが、80～84歳では25・8％と10倍近く増加します。また、認知症の有病率は65～69歳で3％弱程度であるのにたいし、80～84歳になると21・8％にはね上がります。80代は老いが本格化する世代ということです。

では、60代と80代の挟間《はざま》にいる70代はどうでしょうか。

70代の要支援・要介護認定率は、70代前半で5・8％、後半で12・1％。認知症の有病率は、70代前半で4・1％、後半で13・6％です。

つまり、後期高齢者と呼ばれる75歳を境に、認知機能や運動機能の衰えが顕著になるということです。脳血管疾患（脳内出血や脳梗塞）や虚血性心疾患（狭心症や心筋梗塞）、がんなどさまざまな病気にかかるリスクが大きくなるのも75歳以降です。

75歳の節目をシャキッと通過して70代後半も笑顔で快適に過ごしたいのか、ヨボヨボした70代後半になるのか、75歳はいわば分岐点ともいえます。

老いと闘ううえで、現在70代の人は大きな強みがあります。というのも、戦前の食糧難の時期に子ども時代を過ごした親世代とは違い、現在70代の人は子どもの頃から肉や乳製品などをとっています。したがって、栄養状態は親世代が70代だったときよりもはるかによく、体力があり体格もしっかりしています。日常生活を自立して送ることができる人がほとんどで、健康レベルは中高年の延長といえる状態です。現役で仕事を続けている人も少なくありません。

まだ余力がある70歳から、意識して体を動かしたり栄養をとったりして老いと闘う力をつければ、75歳の節目もシャキッと通過し、80歳の壁を軽やかに越えて充実した老後を迎えることができます。

反対に老いと闘わなければ、ヨボヨボとした75歳になって80歳へ突入する可能性が高くなります。「年だから、もういいや」とあきらめるのはもったいない。長くなった老後を楽しく送るために、今日からアクションを起こしてみませんか。

「足し算」健康術で元気になる

「足し算」健康術は、まさに「足す」健康法です。

高齢になったら、足りない栄養をしっかり食べて足す、不足しがちな運動を足す、枯渇している性ホルモンを足す、娯楽や楽しみを足すなど、体と心が元気になることを足していくことが若さと活力の維持につながります。

高齢者の健康維持や増進には足し算が不可欠。そう私が考えるようになったのは、6000人以上の高齢者の診察を通して、①年をとったら「余る害」より「足りない害」のほうが大きい、②余っているほうが、今より元気になれることが多いということを学んだからです。

「余る害」「足りない害」とはどういうことか。コレステロール値を例に説明しましょう。

コレステロールは動脈硬化を引き起こすことから、コレステロール値が高い＝動脈硬化になる（余る害）が問題視されます。

しかし、コレステロールは細胞膜やホルモンを作る大切な材料でもあります。不足する（足りない）ことで細胞の再生がとどこおったり、老化が進んだり、免疫機能が低下したりします（足りない害）。

「余っている害」と「足りない害」を天秤《てんびん》にかけると、体の老化が始まっている高齢者では、足りない害のほうがはるかに大きいといえます。高齢者がシャキッと元気に過ごすためには、コレステロールに限らず、血圧や血糖値も、薬で無理に下げすぎないことが肝腎です。

後述しますが、「足し算」健康術には、今より元気になるヒントがつまっています。

血糖値やコレステロールを気にせず、食べたいものを食べ、年だからと我慢せず好きなことをやる。「足し算」健康術を実践すれば、免疫力アップにもつながります。

「引き算医療」は高齢者の体調を悪くする

高齢者を元気にする「足し算」にたいして、高齢者から活力を奪うのが、余っているものを引く「引き算医療」です。

たとえば、健康診断で血圧や血糖値、コレステロール値に異常が出ると「高いですね。正常値まで下げましょう」と薬による治療が行われます。これなど代表的な引き算医療です。

そのほか、適正体重になるまで減量を勧められたり、塩分を控えるよう指導されたり。健診後にこうした引き算医療を経験している人は多いのではないでしょうか。

40～50代の中年世代までなら、検査数値の「異常値」を「正常値」に戻すことで、病気の予防や改善に役立つかもしれません。生活習慣など改善すべき点があれば引き算して改善すればいいと思います。

一方、高齢者の場合、引き算は害になることが多いのです。

高齢者のほとんどは健診を受けると、血圧や血糖値などでいくつも異常が出ます。そうなると異常値を正常値に戻すために、モグラ叩きのように複数の薬が処方されます。

若い頃と比べて高齢者は肝臓や腎臓の機能が落ちるぶん、薬が体内で作用する時間が長くなります。薬を飲み続けることで頭がボーッとしたり、だるくなったりするなど、かえって体調が悪くなってしまいます。

80歳を元気で迎えるには、70代から引き算医療を見直すことが大切です。

高齢者の多くはすでに動脈硬化がある

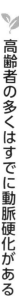

そもそも、血圧や血糖値、コレステロール値を下げる目的は、動脈硬化を予防して、10年後、20年後に心筋梗塞や脳卒中を回避することにあります。

故・日野原重明《ひのはらしげあき》先生が提唱されたように、生活習慣の改善により動脈硬化を遅らせることはできます。しかし、年をとって動脈硬化のない人はまずいません。

私が勤務していた高齢者専門の浴風会病院では、年間約１００例の病理解剖を行っていました。

解剖検査の報告を見る限りでは、80歳を過ぎて動脈硬化が進んでいない人はいませんでした。70代でも動脈硬化がみられました。

動脈硬化が始まっている高齢者に10年先、20年先の予防を呼びかける意味があるのでしょうか。はなはだ疑問です。

高齢者の血圧は下げる害のほうが大きい

すでに動脈硬化がある高齢者に、血圧を下げろ、血糖値を下げろという引き算医療は、かえってダメージになります。

動脈硬化を起こすと血管の壁が厚くなるので、血圧や血糖値を多少高くして血液をめぐらせないと、脳に酸素やブドウ糖が行き渡りにくくなります。加齢によって血圧や血糖値が高くなるのは、動脈硬化に対処するための適応現象なのです。

医師に言われたとおり高齢者が血圧や血糖値を正常値まで下げると、相対的に脳は栄養不足、酸素不足に陥ります。結果、頭がぼんやりする、だるい、足がヨタヨタするなどの不調が現れます。

高齢者は血圧を高めにコントロールしたほうがいい、というのが私の考えです。

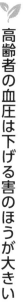

医者任せ、薬任せにしない。大事なのは「体の声」

低血圧症の人は体がだるい、動くのが億劫《おっくう》などの症状に悩まされます。降圧剤は、まさに低血圧を人工的に作っているようなものです。実際、「血圧の薬を飲むとだるくてしかたない」という声は多く聞かれます。

検査数値が正常になっても、頭はぼんやり体はヨボヨボになるなんて、まっぴらごめんですね。こんな事態を避けるためには、「自分の場合は、ここまで血圧を下げたら、体調がおかしい」という感覚をもつこと、体の声を聴くことが大切です。体に合わない薬は見直しが必要です。

たとえば、血圧が高いために頭が痛い、血糖値が高いせいでのどが渇くなどの症状がある場合は、薬の服用量を調整し、症状が治まるように数値をコントロールすることに治療の意味があるでしょう。

投薬量を微調整したり、薬を変えたりして、体調をしっかり診てくれる医師に相談するといいでしょう。多少の手間はかかりますが、インターネットなどで病院の情報を集めると、信頼できる「かかりつけ医」を探し出せるはずです。

健康を測る尺度は検査数値ではなく毎日の気分

年をとったら生活の質をなにより大事にしたほうがいい、と私は考えています。健康を測る尺度は検査数値ではなく、毎日を気分よく過ごせるかどうか、活動レベルを保てているかどうかです。

血圧と同じく、血糖値も高くなると、薬で正常値まで下げる引き算医療が始まります。血糖値は年齢とともにゆるやかに高くなるのが自然です。高齢者の場合、必要以上に薬で血糖値を下げるのは危険です。

インスリンや薬で血糖値を下げると、それが正常値であっても、低血糖が起こる時間帯が明け方などに出現します。これにより失禁やふらつき、ボケたような症状が現れるのです。

浴風会病院の糖尿病専門医だった故・板垣晃之《いたがきてるゆき》先生も、こうした低血糖の症状を起こす患者さんを多数経験していることから、血糖のコントロールはゆるめに行うという方針をとっていました。

糖尿病の薬を減らすと、どんよりした表情の人が「頭がスッキリした」などと言ってみるみる元気を取り戻すことがあります。

血糖値は高いほうがアルツハイマー病になりにくい

糖尿病はアルツハイマー病の発症リスクのひとつとされています。そこで動脈硬化予防にくわえ、認知症予防のためにも血糖値を下げるというのが医学の常識になっています。

ところが、この医学の常識と相容れないデータが浴風会病院の解剖症例で確認されています。すなわち糖尿病がある人はない人と比べて、解剖所見ではアルツハイマー病の発病率が3分の1にとどまっていたのです。

この結果を受けて浴風会病院では、「血糖値は高いほうがアルツハイマー病になりにくい」と考え、血糖値はむしろ高めにコントロールしていました。

一方、従来の常識を裏づけるデータもあります。福岡県久山町《ひさやま》で実施された久山町研究では、糖尿病の人はそうでない人の2・1倍アルツハイマー病になりやすいという結果が報告されています。

この久山町研究と浴風会病院で、なぜ異なった結果が出たのでしょうか。

久山町は「町民を健康にしよう」というスローガンのもと、町を挙げて難治性の糖尿病の治療に取り組んでおり、調査対象となった高齢者は結果的に全例糖尿病の治療を受けていました。

このことから私は次のような仮説を立てました。糖尿病の治療によって一日何時間か低血糖になる時間帯があり、それが脳にダメージを与えてアルツハイマー病の発病率を高めているのではないか？　糖尿病だからアルツハイマー病になったのではなく、糖尿病の治療薬を使うほどアルツハイマー病になりやすいのではないか？

これが正しいどうかは分かりませんが、医学の常識は疑ってみることが大切だと考えています。少なくとも私は浴風会病院のデータを信じています。

私自身も高いときは血糖値が６６０mg/dLもありましたが、インスリンは使わず、原則的に歩くこととスクワットで３００を切ることを目標にコントロールしています。体調もよく、眼底や腎機能に異常はきていません。

高齢者の減塩は要注意！

血圧が高い場合、塩分も引き算医療の対象になり、健診で血圧が高い値になると、すぐさま「塩分を控えましょう」と言われます。塩分のとりすぎは血圧を上げ、脳卒中や心臓病のリスクを高めるという理由からです。

40代、50代までなら塩分を控えめにするのもいいでしょう。しかし、年をとってから塩分を控え続けると、血液中のナトリウム濃度が非常に低くなる低ナトリウム血症のリスクが高まります。

低ナトリウム血症が生じる原因は、加齢による腎機能の低下です。

腎臓にはナトリウムをためおく機能がありますが、この働きが低下すると体に必要なナトリウムが尿から排泄《はいせつ》されてしまいます。ここに塩分制限が加わると、低ナトリウム血症が生じます。

低ナトリウム血症の症状は、意識がぼんやりする意識障害、倦怠感《けんたいかん》、吐き気、疲労感、頭痛、筋肉のけいれんなどがあります。

腎機能が健康な人とそうでない人の差はありますが、医師の指示を守って真面目に塩分を控えていると、気づかないうちに低ナトリウム血症が生じ、意識障害や歩行障害による転倒や骨折のリスクも増大します。

年をとると味覚が衰えるため、塩分を控えた薄味はまずく感じることが多いようです。極端な量の塩分をとるのでなければ、薄味を我慢しないで自分がおいしいと感じる塩味で食事を味わいましょう。

コレステロールは元気の源

引き算医療ではコレステロールもやり玉にあがります。

確かにコレステロールが増えすぎると、動脈硬化を引き起こすというデメリットはあります。ハワイで実施された調査では、コレステロール値が高い人ほど、心筋梗塞や狭心症などの虚血性心疾患の死亡率は高くなると報告されています。

コレステロールを下げるメリットは、動脈硬化を遅らせることです。これはウソではありません。心臓の筋肉に血液を送る冠動脈が動脈硬化を起こすと、血管の内腔《ないくう》が狭まったり、ふさがったりします。その結果、血液が十分に行き渡らなくなり、心臓が酸欠状態になることがあるため、薬で数値を下げたり、コレステロールを控える食事指導が行われます。

しかし、コレステロールにはメリットもたくさんあります。

コレステロールは免疫細胞や男性ホルモン、女性ホルモンを作る材料になります。コレステロール値が高いほうが、性ホルモンの分泌がいいので若さを保つこともできます。

また、コレステロール値が高い人は、免疫力が高く、がんになりにくいという報告もあります。

高齢者の場合、コレステロール不足は免疫力を落としたり、老化のスピードを上げたりするリスクを高めます。くわえて、コレステロール値が低いとセロトニン不足を招き、うつ病になりやすいという研究データもあります。

セロトニンは脳内の神経伝達物質のひとつで、精神の安定や安心感、幸福感などをもたらす働きがあり、「幸せホルモン」とも呼ばれています。うつ病は脳内のセロトニン不足が発端となって発症すると考えられています。コレステロールは、脳にセロトニンを運び込む重要な役割も担っているともされています。

物事すべてにメリットとデメリットがあります。自分で考え、どちらをとるか考えないといけません。

「ヨボヨボになってもいいから動脈硬化にだけはなりたくない」と考える人もいるでしょう。その場合は、コレステロールが多い肉や卵を我慢し、必要とあれば薬を飲んでコレステロールを下げることになります。それもひとつの選択です。

私の例でいうと、LDLコレステロール値はいつも300mg/dLを切るくらいの高さです。140mg/dL以上で脂質異常症と診断されますが、私は、シャキッとアクティブに過ごしたいのでコレステロール値は気にせず、肉も卵も我慢していません。

先述したように、年をとれば動脈硬化は起こります。食事は日々の楽しみですから、食べたいものを食べ、ストレスフリーで暮らすほうを選んでいます。

中性脂肪が多いと血液がドロドロに？

コレステロールと並んで中性脂肪も悪玉とされています。

中性脂肪が増えると血液がドロドロになり、血の塊である血栓ができやすく脳梗塞や心筋梗塞を引き起こすといわれています。しかし、血液ドロドロはあくまでイメージに過ぎません。本当に血液がドロドロになるか、実験で確かめてみるといいでしょう。

たとえば私は、中性脂肪値がふだん600mg/dL（150mg/dL以上で脂質異常症）あります（ときどき1800mg/dLということもありますが、そのときは脂っこいものを控えるようにしています）。明らかに高い数値です。この数値で血液がドロドロになるかどうか？

試しに100gの水に0・6mgのサラダオイルを入れ、かき混ぜてみます。少なくともドロドロにはならず、トロッともしません。

中性脂肪値は食事で大きく変わり、脂肪のとりすぎで高くなります。数値が高くて気になるという人は、揚げ物や牛豚のバラ肉ばかり食べていないかチェックすることです。「血液ドロドロのイメージが頭から離れない」という人は、水分をしっかりとって血液の流れをよくしておけばいいと思います。

アメリカ医学の後追いが「引き算医療」をもたらした

日本で引き算医療が定着したのには、戦後、アメリカ医学の後追いをしてきたという背景があります。

アメリカ人は栄養過多による超肥満者が非常に多く、身長170cmで100kgを超える人がざらにいます。そのため、アメリカでは余っている害が強調され、食事制限による減量指導が熱心に行われています。アメリカの状況では引き算医療を行うことは妥当といえます。

しかし、日本はアメリカと事情が違います。日本人の一日のカロリー摂取量の平均は1903kcal（令和元年・国民健康・栄養調査）にとどまり、栄養が足りていない状態です。高度肥満者もごく少なく、成人の0・95％といわれています。

もうひとつアメリカとの違いをあげましょう。アメリカではがんで死ぬ人と変わらないくらいの人が心筋梗塞で死んでいます。片や日本は、がんで死ぬ人の12分の1しか心筋梗塞で死んでいません。このように疾病構造や栄養状態、遺伝子が違うことは明らかですから、日本はアメリカ医学への追従をやめて引き算医療も見直すべきだと思います。

高齢者にたいして心筋梗塞や脳梗塞の予防として、血圧や血糖値、コレステロール値を薬で正常値まで下げる引き算医療は、間違っているのです。

脳卒中が激減したのは減塩ではない

1970年代まで、日本人の死因のトップは脳卒中でした。脳卒中は、脳の血管が詰まる脳梗塞、脳の血管が破れる脳内出血、くも膜下出血などを合わせた総称です。現在、くも膜下出血や脳梗塞は多いのですが、脳内出血は大幅に減りました。これは減塩運動がもたらした効果といわれていますが、私は違うと考えています。

脳内出血の大本の原因は栄養不足です。たんぱく質が極端に不足すると、血管はゴムが劣化した古タイヤのように弾力性が失われ、破れやすくなります。それゆえ昭和30年代、40年代の日本では、血圧が１４０〜１６０mmHgくらいでも脳内出血が起こっていたのです。

しかし、たんぱく質を十分にとり栄養状態が改善されると、血管もしなやかになり、破れにくくなって脳内出血が減りました。血圧が２００mmHgを超えていても血管はまず破れません。栄養状態が良好であれば、血圧が高いからと過度に脳内出血を恐れることはないと思います。

結核が減ったのは栄養状態が改善したから

日本で結核が減ったのも、栄養状態の改善が大いに影響しています。

戦後、結核が減ったのはストレプトマイシンという抗生物質のおかげといわれています。

しかし、ストレプトマイシンは結核になってから使う薬であり、予防的に使うことはありません。くわえてストレプトマイシンが当たり前のように使われるようになったのは1950年頃で、その前から結核は減っていました。つまりストレプトマイシンのおかげ説では、結核が減った説明がつかないことになります。

結核が減ったのは脱脂粉乳のおかげです。

第二次世界大戦後、米軍から大量の脱脂粉乳が配られ、日本人はたんぱく質をとれるようになりました。食糧難による栄養不足が改善され、免疫力が向上したことで結核が減ったのです。

栄養状態の有り様は、このように病気の発症と密接に関わっています。年をとったら余るくらい栄養をとることが健康を守ることにつながります。

「ぽっちゃりさん」のほうが長生き

健診で指導されるのが「適正体重までもう少しやせましょう」という体重の引き算です。

適正体重（標準体重）の指標は、ＢＭＩという数値です。これは体重（kg）を身長（m）×身長（m）で割ったもの。適正体重のＢＭＩ値は「22」です。

たとえば、身長１７０㎝なら１・７×１・７×22＝63・５８なので、適正体重は63・５８kgということになります。

日本医師会では「ＢＭＩ値が25を超えると危険信号」としています。１７０㎝の人だと72・２５kgを超えたあたりです。ところが現実には多くの統計で、ＢＭＩが25を超えた人がいちばん長生きという結果が出ています。

70歳を過ぎたらちょっと「ぽっちゃりさん」が健康的に長生きする秘訣《ひけつ》です。病気のために食事制限をせざるを得ない場合を除いて、「太りぎみだから」と体重を落としてはいけません。消化吸収能力が低下している高齢者は、本来、余るくらい栄養をとってちょうどいいのです。ところが、日本の医師の大半は栄養学の知識がないために、「コレステロール値が高いので、脂身のある肉は避けましょう」などと高齢者に引き算医療を行ってしまいます。

若い頃は多少栄養が足りなくても、体力でなんとか乗り切れます。しかし、年をとってから栄養が不足すると、筋肉量が減り、活力が低下するフレイル（185ページ参照）になるなど、寝たきりのリスクが高くなります。高齢者はしっかり栄養を足さなくてはいけません。

BMIが35を超える高度肥満は改善すべきですが、日本人にはほとんどいません。ただし、おなかがポッコリ出ているビヤ樽型肥満（リンゴ型肥満）を放置するのは危険とされています。腹部にたまった内臓脂肪が悪玉物質を放出し、さまざまな害をもたらす（免疫細胞を作るという説もありますが）ので、肥満を改善する必要があります。

このタイプの肥満には運動が有効ですから、厳しい食事制限などは必要ありません。毎日30分でも歩く習慣をつけましょう。

70歳を過ぎたらがんの手術はしない

70歳を過ぎたら、がん治療の引き算、つまりがんを切る手術はお勧めできません。たとえば胃がんが見つかったとします。日本では、胃の3分の2を切除するというケースがほとんどです。術後は食事がまともにとれなくなるうえ、高齢になるほど消化吸収能力が落ちるので、栄養不足になってガリガリにやせてしまいます。

がんはとれても、ヨボヨボになって食事も満足に食べられないとなれば楽しく暮らせません。70歳を過ぎたらがんを切らず、栄養をつけ免疫力を高めながらがんと共存することを考えてみてはいかがでしょうか。

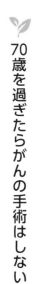

「大学病院信仰」から脱出しよう

日本では、大学病院なら高度ながん治療を受けられると盲信している人が少なくありません。しかし大学病院で適切な治療を受けられるとは限りません。

私は、大学病院に勤務する医者は、「大学病院教」という宗教の信者のようなものだと思っています。教授には絶対逆らえませんし、教授が一旦正しいと決めた治療法は、教授が退くまで20年も変わらず、信奉し続けなくてはなりません。

1980年代、アメリカの乳がん治療は、がんだけを取ってあとは放射線を当て、乳房を温存する治療が主流になりました。乳房を温存する方法と全摘出する方法を比較したところ、5年生存率は変わりませんでした。

近藤誠《こんどうまこと》先生がこの乳房温存療法についての比較調査に関する有名な論文を『文藝春秋』に紹介したところ、医学界から激しいバッシングにあいました。当時、先生は最年少で大学病院の講師になりましたが、この件が原因で教授になれず病院を辞したのです。

近藤先生へのバッシングは続きましたが、約15年後、日本でも乳房温存療法が標準治療になりました。なぜかといえば、乳房の全摘出を主張していた古株の教授陣が引退したため実現したのです。

大学病院は最新の医療を提供しているようにみえますが、実は古い医療の温床であったりもするということです。

医者に手抜きをしないで真剣に治療してもらうコツ

それでもやっぱり大学病院で、がんの手術を受けたいと思う人もいるかもしれません。病院選びのコツは、その大学病院の病気別の手術成績をチェックすることです。

大学病院はインターネットで手術の実績を公開しています。手術成績のよい病院を確認したら、その後のフォローもよいか調べたうえで、がんを告知された病院で紹介状を書いてもらい受診するといいでしょう。

大学病院の医師に真剣に治療に取り組んでもらう方法もお教えしましょう。

医師がいちばん恐れるのは医療過誤で訴えられることです。

そこで、「うちは知り合いに弁護士がいっぱいいましてね」と、失敗したら訴えますよという態度でのぞむのです。会話をICレコーダーで録音するのもいいでしょう。あるいは、いろいろ調べた資料を並べて話をするという方法もあります。

なかには怒る医師もいるかもしれませんが、手抜きをしたら訴えられると思うので手術中は真剣に対応してくれます。

「引き算医療」で頭はぼんやり体はヨボヨボ

70歳を過ぎたら健康診断は受けなくてもいい、と私は考えています。なぜなら、血糖値や血圧をどのくらい下げたら健康になるのか、下げたあとの健康状態はいいのか悪いのか、死亡率は上がるのか下がるのかといったことを、15年、20年と長期に追跡した大規模調査が日本にはないからです。薬を飲んで異常値を正常値に戻しても、長生きできるという日本人のエビデンスはゼロだということです。

私が、「日本は大規模比較調査を行わずエビデンスがない」と言うと、「いや、海外でのエビデンスがありますよ。和田さん、そんなことも知らないのですか」と医学界から反論が返ってきます。先述したように、海外と日本とは疾病《しっぺい》構造（国民全体の中での疾病の種類や量、傾向など）や栄養状態、遺伝子が全部違います。それでも海外のデータが当てにできるというのなら、なぜ欧米で開発された新薬について日本人を対象とした治験をわざわざ行うのでしょうか？　つじつまが合いません。確固たるエビデンスがない以上、大切にすべきは、個々人の生活の質だと私は考えています。

医師の指導に従って引き算医療を続け、20年長く生きられたとします。けれど、頭がぼんやりしてヨボヨボした状態になり、やがて寝たきりになってしまったら……。そんな余生でいいのか？　と考えてみることです。

私が提案する、足りないものを足していく「足し算」健康術も、エビデンスはありません。長生きできる保証もありません。

しかし、医師としての経験上ひとつ言えることは、「足し算」健康術を実践すれば栄養状態が良くなり、免役力もアップする、病気にたいする抵抗力がついて、シャキッと元気に過ごせる人は現実にいるということです。

病院にかかるときは医師の言うことを鵜呑《うの》みにせず、まず「自分で考える」「体の声を聴く」という習慣をつけて、ご自身の体を守ることが大切です。

第4章

70代80代がもっと元気になる「足し算」健康術

高齢者は「贅沢」が似合う世代

もし、あなたが2000万円の宝くじに当選したとしましょう。さて、どんな使い道を考えますか。

たぶん、多くの人は

「一回くらい国内旅行をして、あとは貯蓄に回す」

「家の修理をして、残りはもしもの時にそなえる」

「利回りの良い預金をする」

などのように答えるのではないでしょうか。

たしかに、先行きが見えにくい時代ですし、万一に備えるという気持ちはよく理解できます。もちろん、否定するつもりもありません。

ただ、みなさん、何十年間とがんばって働いてきたわけですから、

「思い切って、ポルシェかフェラーリを買おう」

「豪華な世界一周旅行に出かけよう」

といった発想があったらいいなと思うのです。

これまでの人生を振り返ると、みなさん、社会常識でがんじがらめにされた生き方をされてきたのではないでしょうか。現役時代は、やりたいことがあっても、家族のために我慢されてきたのではないでしょうか。

しかし、高齢者はそうした重責から解き放たれたわけですから、昔やりたくてもできなかったことを、今こそやってみてもいいと思うのです。

以前、モナコの映画祭に行った時、私はある光景を目にして、「あぁ、かっこいいな！」と思いました。

それは、映画祭を目当てにポルシェやフェラーリといった高級車で乗り付ける高齢者たちの姿でした。

もし、若い人が同じことをやったとしたら、「どっかの金持ちのぼんぼんだろう」とか、「一攫千金を手にした奴だろうか」などといった目でみてしまうでしょう。

けれど、高齢者がごく自然にそれをやってのけていたので、「かっこいい」とか「渋いなぁ」と、素直に思えたのです。

つまり、高齢者は贅沢が似合う世代。

それを心にとめて、自分の中のゴージャスに挑戦してみませんか。

泳げなくても、歩けばいいんです

スポーツジムというと「若い人が行く所」と思われがちですが、いま、シニア世代が上手に利用しています。

特に私がお勧めするのがプール。

「いやいや、年寄りにプールなんて……」と、尻込みする必要はありません。何も、クロールやバタフライをしろというのではなく、「歩く」ことをお勧めするからです。

「水中ウォーキング」は、読んで字のごとく、水の中を歩く運動です。水の抵抗を受けながら行うため、陸上のウォーキングに比べ、たくさんのメリットがあります。

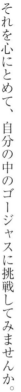

水の中では体が浮きますので、膝や腰に負担をかけずに歩けます。また、水温が肌を刺激することで、体温調節機能の衰えを防げます。新陳代謝を促進します。水には独特のやわらかさがあり、水に入るだけでリラックス効果を得られます。さらには、水の抵抗を体全体に受けるため、日ごろは使わない筋肉も鍛えられますし、何より泳げない人でも、安心してプールを楽しめるのです。

今、スポーツジムの利用者の多くは60代、70代です。「若い人たちの場所」と尻込みせず、ぜひ見学に行ってみませんか。

シャワーだけでなく、お風呂に入れるジムも増えており、「毎日、お風呂に入りに行くだけでも十分元が取れる」という賢いシニアもいるのです。

年をとったら健康管理はゆるめがいい

これからご紹介する「足し算」健康術は、70代にさしかかったみなさんが毎日をアクティブに過ごすための方法をまとめたものです。

充実した80代を迎えるためにやるべきことは、「引き算医療」を見直して、足りないものを足すことです。

前述したように、検査数値を正常にするために薬を飲んだり、食事を制限したりする「引き算医療」は、高齢者に負担をかけて老化を早め、生活の質を落としてしまいます。

年をとったら、自分の体調を良好に保つことを最優先に、強すぎる薬や無理な食事の制限はやめることです。健康管理はゆるめにして、足りないものを足すことを意識しましょう。

70代は老化が進みフレイルのリスクが高まる

70代は知的能力も体力も、日常生活を支障なく過ごせるレベルにあります。しかし、70代は脳の衰えや内臓や筋肉などの予備能力の低下により、老化が進むのも事実です。

70代が陥りやすいのが、心身の活力が低下するフレイル（虚弱）です。フレイルとは、加齢に伴い筋力や認知機能、食べる力、社会とのつながりが低下し、要介護の一歩手前になった状態をさします。

60代までならカゼで3～4日寝込んでも、カゼが治れば体力もすみやかに回復し動き回れるようになります。ところが、70代ともなるとそうはいきません。数日寝ただけでも、足腰が弱ってスムーズに動けなくなりフレイルになりやすいのです。

長引くコロナ禍で自粛を強いられた結果、転びやすくなった、歩くのが遅くなったなど、運動機能が弱って要介護にいたる高齢者が急増しています。

意欲が低下すると老化が加速する

シャキッと元気な老後を過ごすには、自分の意思で動けるうちにフレイル対策を始めることが大切です。フレイル対策でカギとなるのが「意欲の低下」を防ぐことです。

人間、意欲が低下すると、「動くのが億劫《おっくう》」「人に会いたくない」「ゴロゴロしていたい」と活動性が下がります。

人に会う機会が減ると、身なりにも気を使わなくなり、外見も老け込んでいきます。そうなるとますます人に会いたくなくなって社会とのつながりが薄れていきます。

体を動かさない生活が続くと筋肉量が減り、筋力が低下して足腰が衰えます。動かないのでおなかも空かなくなり、食欲がおちて栄養不足になり、さらに筋肉がやせてしまい運動機能が低下するという負の連鎖が止まらなくなって老化に拍車がかかります。

足し算で脳と体の衰えを予防・改善

年をとると、なぜかやる気や気力がなくなったと感じることがあります。実は意欲の低下も老化現象のひとつです。意欲の低下には3つの原因があります。

一つは脳の神経伝達物質であるセロトニンの減少です。後ほど詳しく説明しますが、セロトニンは心のバランスを整える働きがあります。加齢によりセロトニンが不足すると意欲の低下やイライラ感、うつ病を招きます。

二つめは脳の前頭葉の老化です。前頭葉は意欲や創造性をつかさどる部位で、40代、50代から衰えはじめ、60代以降に本格的に老化が進みます。前頭葉が老化すると、新しいことに挑戦する意欲や創造性が失われ、感情の切り替えがうまくいかなくなります。

たとえば、ランチは行きつけの店にしかいかないし、知らないメニューは頼まない。怒りがいつまでもおさまらない。頑固で人の意見に耳をかさないなどは前頭葉が老化しているサインです。

三つめは男性ホルモンの減少です。男性の場合、男性ホルモンが不足すると性欲が衰える、EDになる、人・社会にたいする関心が薄れる、共感力が低下する、人づきあいが億劫になる、意欲が衰える、記憶力や判断力が低下する、筋肉が減って脂肪におきかわり体形がくずれるなど心身に変調をきたします。

ここまで読んで「ダメだ、もう間に合わない」と思った人がいるかもしれませんが、心配はいりません。意欲や体力の低下は、足りないものを足すことで改善できるからです。結果的にフレイルの予防・改善にもなります。

「足し算」健康術で栄養不足や運動不足、ホルモン不足の解消方法、サプリメントの活用方法、足し算系の薬を用いる方法などをご紹介します。気軽にとりくみましょう。

栄養を足す

肉はたんぱく質の宝庫！

私はあらゆる機会をとらえて、「肉を食べよう！」と言い続けています。肉は動物性たんぱく質の宝庫です。たんぱく質は筋肉や血管、皮膚や粘膜などありとあらゆる組織の材料になります。

肉を食べてたんぱく質を十分にとり、後述する運動習慣をプラスすることで筋肉量が増え、年をとってもスタスタ歩ける足腰をキープすることができます。

肉にはセロトニンの材料となる必須アミノ酸のトリプトファンが多く含まれています。すでに述べましたが、加齢によって意欲が低下する原因のひとつはセロトニン不足です。肉を食べてセロトニンを増やしておけば、意欲の低下やうつ病の予防になります。

フレイルを予防したい人も、すでにフレイルぎみかもと心配している人も、肉食を増やすことこそ問題解決の近道といえます。

粗食はヘルシーではなく老化を早めるだけ

日本人は、質実剛健というか倹約的なこと、粗食的なことを美徳とするところがあります。

粗食という言葉にどこか清いイメージを感じ、年をとったら、ごはんに干物か豆腐の副菜、おひたしにみそ汁くらいがヘルシーでいい、と考えている人が実に多く見られます。

声を大にして言いますが、肉を避ける粗食志向はヘルシーとは真逆です。低栄養を招き筋肉量を減らし、免疫力を低下させて感染症などにかかりやすくなるからです。

日本で粗食が健康にいいと言い出したのは、『養生訓《ようじようくん》』を書いた江戸時代の学者・貝原益軒《かいばらえきけん》ですが、その時代の日本人はものすごく早く死んでいます。

先述したように戦後、国民病ともいえる結核や脳卒中が激減したのは、食糧難を脱して動物性たんぱく質を摂取し栄養状態が改善したからです。

食べ物に恵まれているこの時代に肉を食べないのは、自ら体をヨボヨボにしていることになります。

魚や大豆製品もたんぱく質が豊富ですから、もちろん毎日とったほうがいい食品です。

とくにサバやイワシなどの青魚は、血栓をできにくくして心筋梗塞や脳梗塞を予防するとされるＥＰＡやＤＨＡといった必須脂肪酸が多く含まれており、病気予防に役立ちます。

私が言いたいのは「肉もしっかり食べてください」ということなのです。

肉を食べる高齢者は元気で長生きする

老年医学の専門家である柴田《しばた》博《ひろし》先生は、国内外の百寿者を対象に長期にわたる調査を行い、長寿の人に共通する健康習慣を分析しています。『長寿の嘘』（ブックマン社）に研究成果がまとめられています。

豊富な臨床経験と綿密な調査に基づいた柴田先生の意見や指摘は説得力があり、高齢者の健康を考えるうえで私は大いに参考にしています。

柴田先生の指摘によれば、日本の長寿者の特徴は動物性たんぱく質の摂取割合が高いということです。

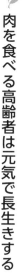

総たんぱく質（植物性＋動物性）に占める動物性たんぱく質の割合は、１９７２年の国民栄養調査で示されている日本人の平均を大きく上回っていました。

当時の日本人の平均は48・７％と50％に達していませんでした。一方、百寿者は男性59・６％、女性57・６％と欧米人並みの高さでした。

肉に含まれる動物性たんぱく質をとることで血液中に増えるアルブミンは、脳卒中、心筋梗塞、感染症の予防に効果があり、血液中のアルブミンが低い人ほど早期に死亡し、肉の摂取量が高くなるほど病気のリスクが低くなると柴田さんは指摘しています。

プロスキーヤーの三浦雄一郎《みうらゆういちろう》さんは、80歳のときに3度目のエベレスト登頂に成功し、日本中をアッと驚かせました。三浦さんの強靭《きょうじん》な肉体と精神を支えているのは肉です。週に何度か５００ｇのステーキを平らげているそうです。

エベレストには登らないにしても、長い老後を若々しく過ごすために、日本人はもっと肉を食べたほうがいいと思います。

高齢になるほどコレステロールは必要

日本人の食生活は急速に欧米化したといわれていますが、肉の摂取量はアメリカ人の一日300gに対し、日本人は100g程度です。肉を敬遠する人は、「コレステロールが多いから食べない」と言います。たしかに肉はコレステロールが多いし、コレステロールは動脈硬化の原因になります。

しかし、高齢者にはコレステロールが必要です。

日本の中でも長寿者が多い東京都小金井《こがねい》市の70歳の住民の血中コレステロール値と10年間の総死亡率を調べた調査では、コレステロール値が正常値よりやや高めのほうが死亡率が低いという結果が出ました。コレステロールを恐れることはないのです。

コレステロールは意欲と関わる男性ホルモンや女性ホルモンの原料になったり、脳にセロトニンを運んだりする働きがあります。活動意欲を保つためにも、年をとったら日々の食事で肉を積極的に食べ、コレステロールをとる必要があります。

たんぱく質は動物性と植物性を3食に

私たちの体は食べたものでできています。シャキッと元気な体を作るには、栄養をしっかりとることが大切です。ここまでくり返しお話ししてきたように、とりわけたんぱく質は重要です。

一日に必要なたんぱく質は体重1kgにたいして1g。体重60kgなら60gのたんぱく質が必要です。ただし、たんぱく質から筋肉を作る効率は年をとるにつれ落ちてしまうので、理想をいえば体重1kgあたり1・2g程度は摂取したいものです。

たんぱく質は体内で貯蔵できないので、一度にたくさん食べても活用されません。一日3食の中で、肉、魚、卵、乳製品などの動物性たんぱく質、大豆や大豆製品などの植物性たんぱく質をまんべんなくとることが大切です。

肉100g中、豚ヒレは22・2g、鶏モモ肉は17・3g、和牛サーロインは17・1g程度のたんぱく質が含まれています。

卵は1個（60g）につき7・4g、木綿豆腐は1丁（300g）につき21g、納豆は40gにつき6・6g、牛乳は200㎖につき6・6g程度のたんぱく質が含まれています。

たんぱく質が豊富な食品の情報は、本やインターネットを調べることができます。

バランスよく組み合わせましょう。

一日3食でいろいろな食品をとる

ここまでたんぱく質の重要性を強調してきましたが、健康維持にはビタミン、ミネラル、食物繊維などさまざまな栄養素をとる必要があります。

理想をいえば、次の10食品群を意識すると多様な栄養をとることができます。

- 肉類
- 魚介類
- 卵類

・大豆・大豆製品
・牛乳
・緑黄色野菜
・海藻類
・イモ類
・果物類
・油を使った料理

高齢者1000人を対象に行った調査では、これら10食品群のうち多品目を食べている人ほど筋肉量が多く、握力や歩行速度などの身体機能が高いという結果が出ました。

作るのが面倒ならコンビニ弁当を利用

一日10食品群をとるというのは、ハードルが高いと感じる人もいるでしょう。先述した柴田博先生がおっしゃるには、食べ物の品目が多ければ多いほど健康にいいが、家庭で作るとなるとどうしても品目が減ってしまう。その解決策として「コンビニ弁当」もいいというのです。

私は「なるほどな」と納得しました。

コンビニ弁当は食品添加物が気になるという意見もあります。しかし、かりに食品添加物の影響があったとしても、それはずっと先のことです。添加物におびえるより、多くの品目の入ったコンビニ弁当を食べるほうがずっと合理的ではないでしょうか。

ラーメンにも同様のことがいえます。ラーメンのスープは塩分や脂肪が多く、スープを飲み干すなどもってのほかと不健康のレッテルを貼られています。

そのラーメンも、今のご時世、化学調味料を使わないいわゆる「無化調」が多くなりました。無化調のラーメンは、コクを出すために20～30種類ぐらいの食材を入れてスープを作っています。

ラーメンを我慢する人は多いけれど、私は仕事のスケジュールが許せば週に5回はランチでラーメンを食べています。スープで多品目とれるほうが体にいいと思っているのでスープは全部飲むことが多いです。


食事は人生の大きな喜びです。現役時代は「体に悪いから」といろいろ我慢してきたでしょうが、年をとったら好きなものを、食べたいものを食べていいのです。「おいしいなあ」と満足すれば人は自然と笑顔になります。食は体を作るとともに、喜びと元気をもたらしてくれます。

元気になるならイワシ缶だっていい

以前、タクシーに乗ったときの話です。60歳くらいのドライバーに「糖尿病でこれから病院に行くんですよ」と話したら、「お客さん、糖尿病ならイワシの缶詰がいいよ」と言います。

彼の話では、自分も糖尿病だったけれど、毎日イワシ缶を食べたら血糖値が正常になってすっかり元気になっちゃった。それでタクシー仲間にイワシ缶を勧めたら、みんなに感謝されたとうれしそうに話してくれました。

ドライバーの男性は、検査数値が正常になって安堵《あんど》した以上に、自分がとても元気で幸せだという感覚を持っていました。この「元気になった！」「幸せだ！」という感覚を「足し算」健康術でもってもらえたらいいと思います。

元気になるならイワシ缶だっていいし、栄養ドリンクだってありです。元気を実感できるものは、どんどん足しましょう。

運動を足す

ハードな運動はＮＧ。お散歩程度がちょうどいい

人間の体は使わないと衰えます。運動機能を保ち、フレイルを防ぐには、運動習慣をつけることが大切です。ただし、ジョギングのように息が上がる運動は心臓に負担をかけ、腰やひざ、股関節を傷めて、逆に動けなくなるおそれもあるのでやめましょう。

体に無理なく始められるのは歩くことです。一日10分から始め、慣れてきたら30分

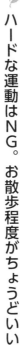

くらい続けます。歩くことを日課にすると、心肺機能が高まり下肢の筋力も強くなります。

ぷらぷらとそぞろ歩きをしたり、背筋をピッと伸ばしてちょっと速歩きを意識してみたりして、歩き方を変えることも脳にもいい刺激になります。日光を浴びながら歩くと、セロトニンが増えて意欲の低下を防ぎ、うつ病の予防・改善にも効果がありまず。

運動の足し算で大切なことは毎日続けることです。三日坊主にならないよう、自分のペースで歩く時間を決めてください。

家では動こう。避けたいのは座り続けること

家のなかでこまめに動くことも意識しましょう。掃除、洗濯、台所仕事、庭いじり、ペットの世話などやることはいろいろあります。

家のなかで避けたいのは座り続けることです。近年の研究で、一日8時間以上座っ

ている人は、3時間未満の人と比べて死亡リスクが1・2倍上昇すると報告されています。テレビを見ていると、つい座っている時間が長くなるので気をつけましょう。

私自身、歩くこととスクワットを習慣にして血糖値を大幅に下げることができました。正直いってはじめは、運動が面倒に感じることもありました。しかし、面白いように血糖値が下がるので、今では習慣にしてよかったと思っています。体を動かすことはうつ病の予防にもなるので、ぜひ続けてください。

性ホルモンを足す

「男はつらいよ」となったら迷わず男性ホルモン補充

70歳以降の男性で、迷わず足したほうがいいのは男性ホルモンです。

男性ホルモン（テストステロン）は性欲を保つだけでなく、意欲や好奇心、集中力、判断力、人への関心など精神面の働きもつかさどっています。

年をとると男性ホルモンは低下し、意欲がわかない、元気が出ない、集中力が続かない、記憶力が悪くなった、人とのコミュニケーションが億劫になる、人への関心がなくなるなど、活力の低下が生じます。筋肉量も減るため、外見もショボンとしてきて、どこかヨボヨボ感がただよいます。

このように、男性ホルモンが減ることによってさまざまな症状が起こることを男性更年期障害（ＬＯ《ロー》Ｈ症候群）と呼びます。

男性ホルモンの減少をくい止めるには、

- 肉を食べて、男性ホルモンの原料となるコレステロールを増やす
- カキやニンニクを食べて、男性ホルモンの合成と分泌を促す亜鉛を増やす
- 運動を習慣づける

などを心がけましょう。

気をつけたいのはコレステロールを下げる薬です。服用し続けると男性ホルモンが減り、ＥＤ（勃起不全）になるリスクが高くなります。

高齢者の診察にあたっていて感じるのは、男性ホルモンの多い人はおしなべて元気で、活力に満ちているということです。

意欲や記憶力を保ち、若々しくいるためには、男性ホルモン（テストステロン）を

補うホルモン補充療法をお勧めします。

テストステロンは前立腺がんの原因ではありませんが、前立腺がんがある人は、テストステロンを補充するとがんを大きくしてしまいます。したがって、前立腺がんの人にはホルモン補充療法は行いません。

最近は男性の更年期障害を専門にみるクリニックも増えています。男性ホルモンの補充療法を希望する場合は、男性更年期障害の外来があるクリニック、または泌尿器科に問い合わせるか、相談をしてみてください。

女性のホルモン補充療法は高齢期の若さと健康を保つ

男性の場合、男性ホルモンが減って活力が落ちていきますが、女性は閉経後に男性ホルモンが増えて逆に元気になります。韓流ドラマの俳優のおっかけをしたり、グルメ情報を集めてランチ会を開いたりと、年をとってから社交的になったり、活動的になったりする女性は多くみられます。

女性がホルモンの減少でつらい症状に悩むのは、更年期とよばれる閉経をはさむ前後10年間です。

この時期、卵巣の機能が衰え女性ホルモン（エストロゲン）の分泌が急激に低下すると、頭痛や腰痛、肩こり、むくみ、イライラ、ほてり、不眠、肌の衰え、女性器の乾燥やかゆみ、性交痛、物忘れ、膝の関節痛など次々に不快症状が現れます。

エストロゲンは、脳、心臓、血管、骨などあらゆる臓器の働きに関わっています。そのため更年期を過ぎた高齢期も、エストロゲンの欠乏によって動脈硬化、骨粗しょう症、脂質異常症、心臓疾患、物忘れなどの病気が発症しやすくなります。

女性を悩ませるさまざまな症状の改善・解消に効果を発揮するのが、ホルモン補充療法です。不足している女性ホルモンを補ってホルモンバランスを整えることで、ウソのように症状から解放されます。

ホルモン補充療法は乳がんのリスクが高くなるのでは？　と副作用を心配する人が少なくありません。

ホルモンを投与する前には、乳がんの有無は検査で入念に調べ、投与後も定期的な検査を行います。検査をクリアしていれば心配はいりません。むしろ定期的に検査を行うことで、がんによる死亡率が下がるといわれています。ただし、乳がんの既往症がある場合は、治療を受けられないことがあります。

ホルモン補充療法は、更年期だけでなく高齢期の女性が若さと健康を保つ治療法です。つらい症状に悩んでいる人は婦人科で相談するといいでしょう。

サプリメントを足す

食事だけでは足りない栄養素はサプリメントで

サプリメントは、ビタミンやミネラル、食物繊維などの栄養素や、動植物から抽出した成分など、体に有効とされる物質を含む「健康食品」に分類され、病気を予防したり、健康を増進したりする働きがあります。

欧米では若さや健康を保つためのサプリメントの活用は、ごく当たり前になっています。日本でもドラッグストアやネットショッピングでサプリメントを購入する人が増えてきました。

「栄養は食事でとるのが一番。サプリなんてダメだ」という考えもあります。しかし、精神科医の立場から言わせていただくと、動脈硬化予防にＤＨＡをとろうとして、魚嫌いの人がいやいや魚を食べるのは強いストレスになり、かえって健康を害します。それなら、サプリメントで手軽にＤＨＡを補うほうがはるかに体にいいと思います。

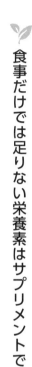

薬は元気になることより異常値を正すことを目標として使われます。サプリメントの多くは、足りない栄養を足して元気になることを目標にしているという点で、薬よりサプリメントを活用するほうがいいのではないでしょうか。サプリメントは万能ではありませんが、元気に老後を送る一助になります。

飲んで調子がいいかどうか、「体の声」を聴いて選ぶ

私自身15年来、抗加齢医学の国際的権威として知られるクロード・ショーシャ博士の指導でサプリメントを活用しています。朝晩に分けて、体の機能を調節するビタミンやミネラル、老化の元凶となる活性酸素を消去する抗酸化物質など、十数種類のサプリメントを常用しています。

サプリメントのアンチエイジング効果というのは、今より若返るのではなく、今の状態をキープすることにあります。私の実感としては、サプリメントを飲みはじめた48歳からあまり年をとらなくなったような気がしています。

ショーシャ博士は、私にとって抗加齢医学の師匠ともいうべき存在です。私のクリニックで実施しているホルモン療法や個々の体質検査に基づいた食事療法、サプリメントの活用等はショーシャ博士から学んだものです。

自分に必要なサプリメントを知るためには、血液検査や尿検査で自分に足りないものを調べて選ぶのが理想ですが、「そこまでできない」という人のほうが多いでしょう。ショーシャ博士はサプリメントを選ぶ基準として、「それを飲んで調子がいいか悪いか、体の声を聴きなさい」とおっしゃっています。

効果を実感できたら続け、感じられなかったらやめる

人間の体はうまくできていて、足りないものをサプリメントで足すと、気分が良くなったり元気が出たりします。サプリメントが「効く」というのは、その栄養が自分に足りていなかったという可能性が高いのです。効果が感じられないという場合、足

す必要がないか、体質に合っていないということです。

サプリメントをとりはじめて2週間から1カ月ほど様子をみて、「疲れにくくなった」「元気になった」「肌の調子が良くなった」「便通が良くなった」など体調の変化を感じたら、「効果あり」と判定していいでしょう。効かないものを続ける必要はありません。

インターネットにはおびただしいサプリメントの情報があふれています。購入する際は、複数のサイトで注意喚起情報などをチェックし、安全性や有効性を確認することが大切です。

参考までに、次ページに代表的なサプリメントを挙げておきましょう。

代表的なサプリメント

サプリメント	作用
イチョウ	血流をよくして肩こりや冷え性を改善、脳梗塞を予防
ビタミンB_1	糖質の代謝。疲労回復
ナイアシン	ビタミンB_3。500種以上の酵素の補酵素として不可欠
ビタミンB_6	アミノ酸の代謝を助け、免疫機能を維持
パントテン酸	ビタミンB_5。ストレスをやわらげる 皮膚や粘膜の健康維持
ビタミンC	強力な抗酸化作用。免疫力の強化 コラーゲン生成に必須
ビタミンE	強力な抗酸化作用。生体膜の機能を正常に保つ
カリウム	余分なナトリウムを排出し血圧を下げる。むくみ改善
亜鉛	成長ホルモンの分泌を促進。男性機能の維持
セレン	抗酸化作用。免疫システムの活性化。肝臓の保護
クロム	インスリンの抵抗性を改善
マンガン	骨の形成にかかわる 糖質・脂質の代謝に働く酵素を活性化
EPA／DHA	血液をサラサラにする。認知機能の維持に役立つ
アセチル Lカルニチン	脂肪を効率よく燃焼させエネルギーを生成 神経細胞のダメージの軽減
α-リポ酸	強力な抗酸化作用で酸化物質を除去 皮膚の新陳代謝を活発にし老化を防ぐ
コエンザイムQ10	エネルギー産生に必須。強力な抗酸化作用
Lグルタミン	筋肉の疲労回復。免疫力の向上 皮膚組織の再生を促し傷の修復を促進
ホスファチジル コリン	記憶力や学習能力を高める
メラトニン	睡眠サイクルを整える。強力な抗酸化作用
プロバイオティクス	腸内の善玉菌を増やすなど有益な働きをする微生物 ビフィズス菌が有名

薬は引き算系より足し算系で

高齢者の不眠にはセロトニンを増やす抗うつ剤が有効

不眠症に使われるベンゾジアゼピン系の睡眠薬は、神経の興奮を抑える薬で、寝つきをよくする効果があり、高齢者の不定愁訴《ふていしゅうそ》にもよく効くというメリットがあります。

しかし、高齢者に特有の副作用として物忘れや、筋弛緩《しかん》作用による足のふらつきを起こし、転倒や骨折のリスクを高めます。またベンゾジアゼピン系の睡眠薬は、神経細胞の活動をダイレクトにブロックする作用により、活力を落とすというデメリットもあります。

さまざまな副作用を考慮して、高齢者にはベンゾジアゼピン系の睡眠薬を使わない方向になっています。その代わりとして、脳内の神経伝達物質であるセロトニンを増やす（ＳＳＲＩ）抗うつ剤を使うと、夜中に目覚める回数が減り、元気も出てきます。私の臨床経験では、セロトニンを増やす抗うつ剤は、不眠の治療に有効なことが多いという印象があります。

痛みには消炎鎮痛剤ではなく足し算系の薬がいい

セロトニンは、喜びや快楽に関わるドーパミンや、恐怖に関わるノルアドレナリンの働きをコントロールして、脳の興奮にブレーキをかけ精神を安定させます。

加齢によりセロトニンが足りなくなってくると、痛みに敏感になり腰痛などを引き起こします。

これまで痛みにたいしては、痛みを抑える消炎鎮痛剤を用いるのが一般的でしたが、２０１６年、セロトニンやノルアドレナリンを増やす（ＳＮＲＩ）抗うつ剤（サインバルタ）が、慢性腰痛症（発症から３カ月以上痛みが続いている腰痛）の適応となりました。腰痛がつらい人は、整形外科で相談してみるといいでしょう。

アルツハイマーを抑制する薬「アリセプト」も

アルツハイマー型認知症やレビー小体型認知症の進行を抑制するアリセプト（ドネペジル塩酸塩）は、あまり効果がみられないといわれますが、私の臨床経験では「少しは効いている」といえます。

アルツハイマー型認知症やレビー小体型認知症では、記憶や思考に関わる神経伝達物質のアセチルコリンが減少し、物忘れや思考力が低下すると考えられています。アリセプトはアセチルコリンを足す作用があります。認知症が治癒するわけではありませんが、アセチルコリンが増えることで脳が少し元気になるし、使っていない脳が使っている状態になるので、私は使う価値があると考えています。

63歳の私が実践する「足し算」健康術

インスリンを使わずウォーキングとスクワット

私自身の健康管理についてもお話ししましょう。

私はいま63歳ですが、いくつも持病を抱え、まさに病気のデパートのような人間です。

2018年の正月、のどが異常に渇き10分おきぐらいに水を飲まないといられなくなり、夜中に何度もトイレに立つようになりました。

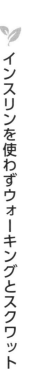

こんな状態が1カ月も続いたので、勤務先の病院で血糖値を測ったところ、なんと600mg/dLを超えていたのです。重症レベルの糖尿病です。

私はどうしてもインスリン注射を打ちたくなかったので、知り合いの医師に頼んで都内でインスリンを使わない治療をしている別の医師を紹介してもらいました。いくつも薬を試しましたが血糖値はなかなか下がりません。

そこで私が始めたのが歩くことです。

運動をすると、筋肉でのブドウ糖や脂肪の消費量が増え、とくに食後の血糖値の上昇が改善されます。また、運動を習慣にすることで、血糖値を下げるインスリンの効きが良くなり血糖値の上昇を防ぎます。

当時の私は、移動に車かタクシーを使い、まったく歩かないという生活をしていました。血糖値を下げるには下半身の筋肉をつけるのが効果的と知ったので、一日30～60分は歩くように心がけ、スクワットも日課にしました。

すると、早朝血糖値は200－300mg/dL程度、ヘモグロビンA1c（過去1～2カ月の血糖値を示す指標）の値は9～10前後まで下がりました。

健康診断でこの数値が出たら「高いですね。下げましょう」と言われるところです。

しかし、これ以上下げると頭がぼんやりする感覚があるので、私はこの数値でコントロールしています。最近は300mg/dLくらいになりましたが、あまり症状がないので、よしとしています。正常値より高めですが、のども渇かず夜中にトイレで目覚めることも一回くらいで済んでいます。

血圧は利尿剤を服用して高めにコントロール

かれこれ10年来、血圧も高いときは220mmHgくらいありました。

頭痛などの症状がなかったので放っておいたのですが、知り合いの医師のクリニックで心臓ドックを受けると、いちじるしく心筋が肥大していることが分かりました。

血圧が高い状態が続くと、心臓に負担がかかり筋肉が分厚くなる心肥大が起こるのです。心肥大が進行すると心臓の血液を送るポンプの働きが低下するので、少し歩いただけで息苦しくなる心不全という状態になってしまいます。

心肥大の進行を防ぐためにいろいろ血圧の治療薬を試したところ、私の場合は、血圧を170mmHgより下げると体がだるくなり、頭もフラフラして仕事になりませんでした。そこで170mmHgくらいでコントロールしていたら、ついに心不全の症状が出て、喘鳴《ぜんめい》もするし、息も切れるようになりました。

結果的に利尿剤を飲んだら症状は出なくなりました。その後は少しくらい高めの数値でも、息も切れず生活に支障はないので、利尿剤を飲んで血圧は170mmHgくらいにコントロールしています。心臓ドックで検査を受けていますが、心肥大は改善しています。

コレステロールは高いが毎日肉を食べる

コレステロール値はいつも300mg/dL弱で、中性脂肪値は600mg/dLくらいあります。明らかに高い数値ですが、高齢になったら高いほうがいいと信じていますし、体調もいいので下げようとは思いません。

私は講演会や著書を通して、「高齢者はもっと肉を食べましょう。たんぱく質をとりましょう」と言い続けていますが、私自身もコレステロールを気にすることなく、毎日肉を食べています。

このほか、「サプリメントを足す」の項（142ページ参照）でお話ししたように、私は15年来、抗加齢医学の国際的権威として知られるクロード・ショーシャ博士の指導でサプリメントを活用しています。朝晩に分けて、食事だけでは足りない栄養素を補うために十数種類のサプリメントを常用しています。

朝食はヨーグルトで血管年齢を若々しく

ついでといったらなんですが、私の食生活もご紹介しておきましょう。

朝食は軽めですが、おにぎりとヨーグルトを必ずとります。ヨーグルトには、3つのスパイス（ターメリック、シナモン、コリアンダー）をミックスしたものをかけます。

これらのスパイスはいずれも抗酸化作用に優れ、動脈硬化予防にいいと聞き、かれこれ5年続けています。

3つのスパイスは、一つのビンに同量ずつミックスして入れておき、朝食のときにヨーグルトにかけて食べています。

インドの人に心筋梗塞やがんが少ないのは、料理で多用するスパイスの抗酸化作用が大きな要因といわれています。

このいわば抗酸化スパイスが私の血管にも効を奏したのか、50代のときに測定した血管年齢は80歳でしたが、今は実年齢の60代まで下がりました。人生一回しかないのですから、スパイスだろうがなんだろうがいろいろ試して、体の調子がよければ続けることにしています。

ランチは時間があれば並んででも自分の好きなラーメンを食べに行きますが、忙しい日は仕事先で簡単にすませることもあります。

夕食では大好きなワインを楽しむ

一日の食事でいちばん大切にしているのは仕事を終えた後の夕食です。午後8時か、遅いときは10時を回る日もざらです。夜遅くに重たい料理は食べないほうがいいといわれていますが、私はガッツリ派です。赤ワインを飲むときは肉を、白ワインのときは魚介系を食べます。コロナ禍で外食は減り、家でゆっくり晩酌を楽しむことが多くなりました。近所には安くておいしい弁当店があり、デパ地下には色とりどりの惣菜《そうざい》がそろっているので、肴《さかな》には事欠きません。

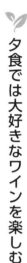

ワインを飲むようになって非常によいことがひとつありました。それまで私はつきあいの悪い人間で、あまり友達を作らず、バーでバーボンを一人飲みすることにはまっていました。

ワインを飲みはじめてからは、いろいろな分野の人と知り合いになったり、友達ができたりと楽しみが増えました。「ワインは人と人をつなぐ」といわれていますが、本当だなと思います。

診断は受けていないのですが、症状からしておそらく私は過敏性腸症候群だと思います。毎朝激しくおなかを下すため、下痢止めを飲んでいます。晩酌のワインが下痢の引き金になっている可能性は濃厚ですが、ワインを止めようと思ったことはありません。

人生は選択の連続です。おなかをとるか、ワインをとるかと言われたら、生活を豊かにしてくれるワインをとります。

たとえ長生きしなくても元気に仕事をこなし、日々楽しく暮らすほうがいいと思っています。引き算医療とは距離をおき、薬は必要最低限にとどめ、心と体に必要なものを足し算しながら心地よく暮らすことを意識しています。

ただし、これが正解かどうか、今は分かりません。私は自分を使って人体実験を続行中というわけです。私が80歳、90歳まで元気でいれば、「和田が言ってることは確かだね」という話になるでしょう。

第5章

長寿のための病気別「足し算」健康術

高齢者は生活の質を大切にする

年をとって体のあちこちに不具合が出てくると、「病院に行って治したい」と思うのはもっともなことです。私も医師ですから医療を全否定する気はありません。ただ、年をとってからの病院通いは注意が必要です。第1章でお話ししたように、薬で異常値を叩く引き算医療を続けると老化が進み、元気のないヨボヨボ老人になるリスクが高くなるからです。

長く老年医療にたずさわってきた私からひとつアドバイスさせてください。

70代に入って病気や体調不良に見舞われたときは、生活の質を大切にしながら対処することが肝腎です。薬を飲んで体がしんどくなったら決して我慢せず、薬を減らしたり、やめたりすることも含め医師に相談しましょう。それでも医師が頑固な場合は、自分の判断を信じていいと思います。薬を飲む前に戻るだけなのですから。

現代医療はともすれば「正常値に戻すこと＝健康」と考えがちです。けれど、本当に重要なことは、ご本人の実感です。

- 痛みが減って楽になった
- 食事がおいしく食べられるようになった
- 眠れるようになった
- 友達と出歩けるようになってうれしい
- 趣味が楽しめるようになった

こんな実感こそが重要です。

当事者であるあなたがこうした実感を得られたなら、たとえ検査数値が高めであっても充実した老後を送ることができます。

「一病息災」というように、病気もなく健康な人より、ひとつぐらい持病があったほうが健康にも気を配るようになり、かえって幸せに長生きできます。たとえ二病、三病に増えたとしても対処のしかたは同じです。「足し算」健康術で生活の質を保ちながら体の手当てをしていきましょう。

高血圧　高めでも症状がなければ無理に下げなくていい

①個人差が大きい高齢者の血圧を無理に下げると弊害もある

心臓が送り出す血液が血管の内壁に加える圧力を血圧といいます。安静時の血圧が慢性的に高い状態を高血圧症といい、日本人の高血圧の9割は、原因が分からない「本態性高血圧症」と呼ばれるものです。

正常血圧の定義は、病院で測った最大血圧120mmHg未満、最小血圧80mmHg

未満。高齢者の降圧目標は、74歳までは130／80mmHg未満、75歳以上では140／90mmHg未満（日本高血圧学会による「高血圧治療ガイドライン（JSH2019）」）とされています。

しかし、この基準値を一律に適用するのは問題があります。血圧が高めだからと無理に下げることはないのです。

高齢になると動脈硬化が進行し血管が狭くなり、血圧を上げないと血液が体内を循環できなくなるからです。血圧は個人差が大きく、その人に必要な血圧の高さは個々に違います。

規準値を上回るからと降圧剤で下げると血液の循環が悪くなり、ブドウ糖や酸素が脳に行き渡らなくなります。すると認知症のような症状が出たり、ふらついたりするようになり、転倒、骨折、入浴中の溺死などのリスクが高まるという研究報告もあります。頭痛などなんらかの症状がなければ、血圧が高めでも無理に下げることはありません。

ここ数年、高齢ドライバーによる暴走事故が頻繁に報道されるようになりました。私は、次項で述べる低ナトリウム血症や低血糖などによる意識障害が、暴走運転の原因のひとつではないかと考えています。

高齢ドライバーを知る人の話で共通しているのは、「ふだんは安全運転をしているのに、なぜあんな事故を起こしたのが信じられない」という点です。

この点から、ドライバーが運転中に低ナトリウム血症などによる意識障害を起こした可能性が考えられます。意識が朦朧《もうろう》としたなかでハンドル操作を誤り、ブレーキとアクセルを踏み間違えることはあり得ます。高齢者に運転免許証の返納を求めるときは、降圧剤など薬の服用の有無を調べる必要があります。

②血圧が高いからといって塩分は控えなくていい

血圧が高いと塩分を控えるよう指導されますが、私はその必要もないと考えています。

腎臓には体に必要なナトリウムを調節する働きがあります。ところが、年をとるとその機能が低下するため、塩分を控えすぎると体に必要なナトリウムが不足して低ナトリウム血症を起こします。低ナトリウム血症では、意識障害や失禁、けいれんなどの症状が生じます。

調理に大量の塩を使うのはさすがによくありませんが、「おいしい」と感じられる程度のしょっぱいおかずはプラスしていいのです。大切なのは自分が快適に過ごせる血圧を保つことです。

糖尿病　血糖値のコントロールはゆるめで無理に下げなくていい

①高齢者は動脈硬化が進んでおり血糖値が高いのは自然なこと

糖尿病は、血液中のブドウ糖（血糖）の利用を助けるインスリンの分泌量が減ったり、それを受けとれるレセプターの反応が悪くなったりするために血糖が高くなる病気です。

早朝空腹時の血糖値が126mg/dL以上か、ヘモグロビンA1cが6・5％以上あれば糖尿病と判定されます。

糖尿病には、インスリンを産生できない1型糖尿病と、インスリンが足りなかったり、働きが悪かったりするために血糖値が高くなる2型糖尿病があります。日本人の糖尿病の9割は2型です。

血糖値は年齢とともにゆるやかに上がっていくのが自然です。高血圧症の項で触れたように、高齢になると動脈硬化が進みます。脳の唯一のエネルギー源であるブドウ糖を脳に送り込むために、体は血圧を上げて血液循環を促し、血液中のブドウ糖を増やします。年をとって血糖値が高くなるのは、動脈硬化に対応するための適応現象です。

こうした高齢者の体のしくみを考えずに、必要以上に血糖値を下げると低血糖によるふらつきや転倒、失禁、意識障害などを招きます。糖尿病の治療薬を減らしたりやめたりするとボケたような症状が消え、元気になったお年寄りを私はたくさん見ています。血糖値のコントロールはゆるめにして、良好な体調をキープできる血糖値を知ることが大切です。現実に欧米での大規模調査では、正常まで下げようとすると死亡率が高くなることが明らかになっています。

高コレステロール血症

コレステロールは体に必要。肉や卵の足し算で活力を保つ

①動脈硬化の高齢者はコレステロールのメリットに注目

脂質の一種「コレステロール」（ＬＤＬコレステロール）の血中濃度が１４０mg/dL以上ある状態を「高コレステロール血症」といいます。

コレステロールは動脈硬化を引き起こし、心筋梗塞や脳梗塞などの病気を招きます。そこで、動脈硬化を予防するために、コレステロール値が高ければ薬で下げ、コレステロールの多い肉は避けるよう指導されます。

50代頃までなら、こうした病気予防策も効果があるかもしれません。しかし、すでに動脈硬化が始まっている高齢者の場合、コレステロールのメリットにもっと注目することが大切です。

コレステロールは、人間が元気で生きていくうえで必要不可欠な男性ホルモンや女性ホルモン、細胞膜の原料となります。コレステロールが不足すると、性ホルモンが減って活動意欲が低下します。さらには、免疫力の低下を招いてがんの発症率を高めるという報告もあります。

反対に、コレステロール値がやや高めのほうが長生きし、がんになりにくいといわれています。コレステロールはデメリットだけでなく、メリットもあるのです。

②有力なたんぱく源である肉や卵をもっと食べよう

コレステロールのデメリットとメリットを天秤《てんびん》にかけると、コレステロールを足し算したほうが高齢者の健康度は上がるといえましょう。

これまでコレステロールを気にして肉や卵を控えてきた人は、もう我慢する必要はありません。

毎日の食卓に肉と卵料理をくわえてコレステロールをとりましょう。肉も卵も優良なたんぱく源ですから、筋肉量を保つうえでも積極的に摂取することをお勧めします。

老人性うつ　早期発見が大切。予防のコツは肉を食べ日光を浴びる

①セロトニン不足、ストレスにくわえ長引くコロナ禍も引き金になる

うつ病はどの世代の人でもかかる病気ですが、65歳以上の人がかかるうつ病を「老人性うつ病」と呼びます。

高齢者の5％がうつ病とされ、精神科では認知症に次いで多い病気です。症状は、気分の落ち込み、「人の迷惑になっている」という罪悪感、意欲の低下、物忘れ、食欲不振、不眠（夜中に何度も目が覚める）、手足のしびれなどがあります。

老人性うつの原因のひとつが、加齢によるセロトニン不足です。神経伝達物質であるセロトニンは、心の安定に関わっています。セロトニンが減ることでやる気が出なくなったり、気分が沈んだりして精神的に不安定になり、うつ病を発症します。

ストレスもうつ病のリスクを高めます。

高齢期は配偶者や家族の病気や死別、同居家族とのいさかい、ペットの死などストレスとなる出来事が多くなります。とくに定年退職後の環境の変化や、「自分は社会に必要とされなくなった」という喪失感が大きなストレスになり、心に強いダメージとなってうつ病を招きます。

もうひとつ、長引いたコロナ禍も、高齢者のうつ病を引き起こす元凶といえます。

高齢者は、自粛中はもちろんのこと、自粛解除後も感染を恐れて家にこもりがちです。私の外来の患者さんも「感染が怖いから」と、ご家族が代わりに薬をとりにこられます。患者さんの様子をうかがうと、外出しなくなったせいで足腰が弱り、元気がなくなったという声が多く聞かれます。家にこもれば社会とのつながりが希薄になり、人との会話を楽しむ機会も失われます。生活に喜びがなくなってうつ病が発症しやすくなるのです。

②うつ病は様子が急激に変わる。サインは食欲不振と不眠

認知症は治すことができませんが、老人性うつの多くは治すことができます。そこで重要になるのは、認知症とうつ病を間違えないことです。

実は認知症と老人性うつは症状が似ていて、ときに間違われることがあります。たとえば、親が物忘れするようになり、着替えもしなくなった、風呂にも入らないとなったら、家族は認知症と思い込んで病院に連れていきます。経験を積んだ医師であれば間違えないのですが、不幸にも誤診されたケースを私は数多くみています。認知症とうつ病の治療は異なり、認知症の治療でうつ病は治りません。

私が高齢者の患者さんを診るときは、食欲低下と不眠（寝つきが悪い、夜中に何回も目を覚ます）の2つがあればうつ病を疑い、問診を重ねていきます。ご家族が認知症とうつ病を見分けるには、症状が現れるスピードに注目するといいでしょう。

認知症は徐々に進行するので、いつ始まったかはっきりしないことが多いのですが、うつ病は急激に様子が変わり、状態が悪くなった時期がはっきりしているという特徴があります。

ご家族からみて、いつも小ぎれいにしていた親が服装にかまわなくなり、化粧もせずお風呂にも入らなくなった、部屋が散らかっている、などの変化が2カ月ほどの間に起こっていたらうつ病の可能性が濃厚です。

③高齢者のうつ病の治療はセロトニンを増やす抗うつ剤が有効

日本うつ病学会では、25歳くらいまでの若い人のうつ病の治療には、なるべく抗うつ剤を使わずカウンセリングによる治療を推奨しています。
高齢者の場合、セロトニンの減少がうつ病の原因になっていることが圧倒的に多いので、私はセロトニンを足す抗うつ剤（ＳＳＲＩ・１４９ページ参照）で治療に当たっています。セロトニンが増えて、見違えるように元気になっていく人を多数みてきました。

近年の研究では、うつ病を治療せずセロトニン不足が続くと、神経細胞が変性しやすくなり、認知症のリスクが高まるとされています。最悪の場合、うつ病から自殺に至ることがあります。ご本人に自覚はなくても周囲が異変を感じたら、すみやかに精神科を受診してください。うつ病は早期発見・早期治療が大切です。

④セロトニンを増やす生活は肉を食べ 散歩すること

セロトニンを増やすことは、うつ病予防になります。肉を食べ、日光を浴びることを意識してください。

肉には、セロトニンの材料となるトリプトファンという必須アミノ酸が豊富に含まれています。また、魚や乳製品、大豆製品、バナナもトリプトファンが多い食品です。毎日の食事にこれらを取り入れて、セロトニンを増やすことが大切です。日光を浴びることでもセロトニンの分泌が促進されます。散歩や買い物など、できるだけ外出する機会を増やすことがうつ病予防になります。

認知症 「ボケたら不幸」は誤解です

①誤解が認知症への恐怖を生んでいる

社会の高齢化が進むにつれ、認知症の有病者数は増加の一途をたどっています。

内閣府の「平成29年度版高齢社会白書」によれば、２０１２年は65歳以上の高齢者の約７人に１人が認知症を患っていました。

それが今から1年後の２０２５年には、５人に１人が認知症になると予測されています。

こんな数字を突きつけられると、「明日は我が身だ。認知症になるくらいなら長生きしたくない」という人は相当数いると思います。

私の長い医者人生でも、「認知症にだけはなりたくない」「認知症になったら自分は終わりだ」という声を山ほど聞いてきました。

しかし、実際に３０００人ほどの認知症患者さんを診てきた経験からいえるのは、認知症をむやみに恐れることはないということです。認知症はあまりに誤解されていて、その誤解が恐怖を生んでいます。

たとえば、認知症になったら徘徊《はいかい》や暴言、暴力などの問題行動を起こすという誤解があります。

現在、日本人の約20人に1人は認知症です。認知症＝徘徊となれば、街中にさまよい歩く高齢者がいるはずですが、そんな光景を見たことはないでしょう。そういった行動を起こす人は5～10％くらいの少数派です。


認知症は老化による脳の衰えで生じるので、大半の人は大人しく穏やかです。高齢者施設に行くと、認知症が進んだお年寄りほどニコニコして多幸的です。嫌なことは忘れてしまうからでしょう。

認知症の人が大声を出したり、暴れたりするのには、理由があることが多いのです。たとえば、おむつの交換が恥ずかしくて嫌がる女性が、男性の介護者にパンツを下ろされたら、悲鳴をあげるし、暴れて抵抗したくもなります。

認知症になっても、危険を察知し身を守ろうとする能力は保たれているので、介護者が気をつけて世話をしていても暴言や暴力を誘発してしまうことがあります。これは一例ですが、認知症への誤解が解ければ過度な恐怖心はなくなると思います。

②85歳を過ぎたら誰でも脳は老化する

認知症の主たる原因は、アルツハイマー病と脳卒中です。

認知症の6割以上を占めるのがアルツハイマー病です。その原因は、解明しきれていませんが、脳に蓄積したアミロイドβ《ベータ》といういうたんぱく質が、神経細胞を破壊し記憶など脳の機能を低下させると考えられています。

脳卒中による認知症は、脳血管が破れて出血したり、血管に血栓がつまったりして、脳の組織へ十分な血液が送れなくなり、脳が障害されるために生じます。

認知症は進行性の病気で、軽度から中程度、重度と段階があります。軽度の物忘れ（記憶障害）から始まり、やがて時間、場所、人の見当がつかなくなり（見当識障害）、最終的にはしゃべることも困難になります。

私がかつて勤務していた浴風会病院は高齢者専門の総合病院で、年に約100例くらい亡くなった患者さんを解剖し、脳や臓器の加齢変化を研究していました。解剖所見から学んだことは、85歳を過ぎて脳にアルツハイマー型の変性がない人はいないということです。85歳を過ぎて認知症にならないほうがラッキーなのです。年をとって白髪やシワができるように、脳も衰えて縮んでいくし、そのうちに認知症のなんらかの症状が出現するのが普通というわけです。

③「できること」に着目し残された能力を使い続ける

浴風会病院の病理解剖の結果からもうひとつ分かったことは、脳の萎縮や変性があっても、認知機能がほとんど損なわれていない人がいるということでした。一方で、脳がさほど変性していないのに、重い認知機能低下の症状を呈する人がいました。こうした差が生じるのは、頭や体を使っているかどうかの違いではないかと、私は考えています。

私は浴風会病院のほかに数年間、茨城県鹿嶋《かしま》市の病院で認知症の患者さんを診ていたことがあります。そこで不思議に感じたのは、浴風会病院の患者さんは認知症の進行が速いのに、鹿嶋市の患者さんは進行が遅いということでした。

なぜだろうと思って調べてみると、患者さんが住む地域性が背景にあることが分かりました。

浴風会病院は杉並区という高級住宅地とされる地域にあり、認知症患者さんの多くは、ひと目をさけて家に閉じ込められがちでした。当時は介護保険制度の開始前で、デイサービスの利用もほとんどなく、患者さんは日がな一日何もせず引きこもっているせいで症状の進行が速かったのです。

たいして、鹿嶋市の患者さんは自由に出歩いていていました。迷子になっても近所の人が連れ帰ってくれるので、家族も安心して外に出せたのです。
農業や漁業にたずさわっていた人は、認知症が発症したあとも、自分ができる範囲で仕事を続けていました。

鹿嶋市の患者さんのように外に出ればさまざまな刺激があります。慣れ親しんだ仕事や家事を続ければ、無理なく頭と体を使い続けることができ、認知症の進行がゆるやかになります。

認知症になったらなにもできなくなるのではありません。できなくなることもあるけれど、「できること」にスポットをあてて生活を続けることが大切です。
たとえば、料理は作れなくなっても庭いじりはできる、本を読めなくなっても懐メロは歌えるなど、残された能力を生かすことが、その人らしさを少しでも長く保つことにつながります。認知症になったからといって不幸になるわけではありません。

④脳を活性化させる近道は人とのおしゃべり

頭と体を使うことで、認知症の発症を遅らせることも可能だと思います。元気な70代がすぐにできることは、人に会っておしゃべりをすることです。

えー？　そんなことでいいのかと思うかもしれません。

人と会話をしているときは、声を出し、無意識に相手の表情を読み取って言葉を返したり、話題を探したりして脳は目まぐるしく働いています。おしゃべりして笑ったり、新しい話題にびっくりしたりすることも、脳の活性化に役立ちます。

趣味をもつこともお勧めです。

麻雀《マージャン》や将棋、囲碁、ボードゲームなどは、相手との勝負と会話の両方を楽しめます。詩吟や朗読もいいと思います。80代の私の認知症の患者さんで詩吟を趣味にしている方が二人いらっしゃいます。お二人とも認知症がほとんど進まず、お元気そのものです。わずか二人の例ではありますが、声を出すことが脳の活性化にも役立っているのではないかと考えています。詩吟に興味がある方はぜひトライしてみるといいでしょう。

フレイル　運動・食事・人づきあいを足し算して若さを保つ

①フレイルの危険が最大に高まっている

年齢を重ね足腰や認知機能が衰え、心身の活力が低下した状態を「フレイル」（虚弱）といいます。フレイルは、健康な状態と要介護状態の中間の段階を指します。フレイルを予防することが、70代、80代をシャキッと自立して過ごすことにつながります。

フレイルは、「身体的フレイル」「精神・心理的フレイル」「社会的フレイル」の3つがあります。

身体的フレイルとは、腰やひざなどの骨や関節などが障害されて歩行機能が低下する「ロコモティブシンドローム」、筋肉量と筋力が低下する「サルコペニア」などを指します。

筋肉が減り歩行機能が低下すると疲れやすくなり、動くのが億劫《おっくう》になります。その結果、外出が億劫→人に会わなくなる・食欲が低下する→ますます筋肉が減り歩行機能が低下するという悪い流れに入ります。

精神・心理的フレイルは、定年退職や配偶者との死別、経済問題などが影響して引き起こされる認知機能の低下やうつ状態を指します。精神・心理的なフレイルによっても外出する機会が減るため、身体的フレイルに拍車がかかります。

社会的フレイルは、一人暮らしで家族との交流がない、コロナ自粛のせいで友人と会わなくなった、地域の集まりに参加しなくなったなど、さまざまなきっかけで社会とのつながりや交流が希薄になった状態です。人との交流が減ると楽しみや新しい刺激が減るため、うつ病や認知症のリスクが高まります。

このように3つのフレイルが連鎖することによって心身の老化が加速します。コロナ禍はおおむね終わったとはいえ、その時期から活動量が低下しているなら、フレイルになるリスクは最大限に高まっていました。

行動制限がなくなっても、外出を控える高齢者は多く、運動不足で筋力が衰えて転倒し、骨折、寝たきり、要介護状態になった人を私は多数見てきました。

②フレイルの兆候チェックリスト

年齢を重ねるにつれフレイルになる人は増え、男性は80歳以降、女性は75歳以降に急増します。フレイルを放置すると身体能力の低下が進み、骨折や転倒、病気にかかるリスクが高くなり死亡率が上昇するとされています。

フレイルの兆候があるかどうか、次の項目をチェックしてみましょう。

□ダイエットしていないのに体重が6カ月で2~3kg減った
□なんだか疲れやすくなった
□歩く速度が遅くなった
□握力が弱くなった
□運動習慣がなく、外出の機会が減った

5項目のうち3項目以上あてはまったらフレイル、1項目または2項目あてはまればプレフレイル(フレイルの前段階)、いずれもあてはまらなければ健常です。フレイルに該当したとしても、今から対策を打てば健康に過ごして状態を取り戻すことができます。あきらめず希望をもってアクションを起こすことが大切です。

③フレイルを予防するには人としゃべる機会を増やすこと

フレイルの改善・予防に必要なことは、「食事でしっかり栄養をとる」「運動する」「社会とのつながりをもつ」の3つです。

食事と運動の具体的な実践方法は、第4章の「栄養を足す」「運動を足す」を読んでください。

ここでは3つめの「社会とのつながりをもつ」について触れます。

社会とのつながりを回復させる第一歩は、人としゃべる機会を増やすことです。コロナなどの感染が怖いという人でも、ウィークデイの商店街やショッピングモールをぶらぶらする方法なら、人との距離も気になりません。ウィンドウショッピングでいいので店の中を見てまわり、ショップの店員さんと雑談しましょう。1人、2人、3人とおしゃべりを重ねてみてください。出かける前より元気になっているはずです。店を見て歩けば、いい運動にもなります。

スマホやパソコンを活用して、顔が見えるビデオ通話で友達や子ども、孫と話すのもお勧めです。電話でしゃべるのも楽しいのですが、相手の表情を見ながらしゃべるほうがコミュニケーションしやすく脳の刺激にもなります。

ビデオ通話をするときは、外出するときと同じように服装も整え、男性はヒゲを剃《そ》り、女性は化粧をして外見をシャキッとさせます。「どうせ見えないから」と、ズボンはジャージというのはいけません。こうした小さな努力が心に活気をもたらし、「外でランチしようかな」と人とつながる意欲を高め、活力を回復させます。

不眠症　日中は体を動かし日光を浴びてセロトニンを増やす

①不眠を訴える人の多くは昼間の運動不足が原因

日本人の5人に1人は、不眠の悩みを抱えているといわれます。不眠症は3つのタイプに分けられます。

入眠障害……寝つけない
中途覚醒……夜中に何度も目が覚める
早朝覚醒……朝早く目が覚める

このうち高齢者の訴えで多いのは「寝つきが悪い」と「夜中に何度も目が覚める」です。その主たる原因は、昼間の運動不足です。

快眠を得るには、ほどほどに体が疲れている必要があります。不眠を訴える人の話をよく聞くと、昼間、外出せずごろごろしながらテレビを見ていたり、食後ウトウトしていたりします。これでは活動量が少なく体が疲れません。当然、不眠を引き起こしやすくなります。

全然眠れないと訴える認知症の患者さんが、デイサービスに行くようになるとぐっすり眠れるようになるものです。これも昼間の活動量が増えるからです。

眠れないときは無理に眠ろうとしないことです。仕事がないのであれば眠れなくても、翌日昼寝をすれば済むことです。眠らなきゃと無理に思うと不眠になりがちです。眠れなくても大丈夫と思うことが不眠の解決の第一歩なのです。

②朝一番に日光を浴びれば「睡眠ホルモン」が夜増える

本書で度々お話ししているセロトニンは、睡眠とも密接に関わっており、加齢によりセロトニンが不足すると不眠が起こりやすくなります。

セロトニンは光を浴びるとたくさん作られます。毎日1回は昼間、散歩や買い物に出て日光を浴びましょう。

すでにご説明したように、肉はセロトニンの原料となるトリプトファンが多く含まれ、肉を食べることでもセロトニンが増え、不眠の改善に役立ちます。

日光を浴びるとホルモンの一種であるメラトニンの分泌が抑制され、夜に分泌が増えます。

メラトニンはセロトニンから作られ、睡眠と覚醒のリズムを調整しており、「睡眠ホルモン」とも呼ばれます。朝一番に日光を浴びておくと、日中にセロトニンからメラトニンが作られ、夜間は心身がリラックスし深い眠りにつくことができます。太陽が昇ったらできるだけ活動的に過ごすことが快眠を得るコツです。

白内障　白内障手術で視力が回復すれば心も明るくなる

①術後、視界がクリアになりうつ病が治る例もある

白内障は目の水晶体がにごり、視力が低下する病気です。水晶体は目のなかでレンズの役目を担い、外界の光を集めてピントを合わせます。

主な症状は、目のかすみ、視界が暗くなる、光がまぶしく感じる、ものが二重に見える、視力の低下などがあります。

白内障の主たる原因は加齢です。年を重ねるにつれ水晶体の成分であるたんぱく質が活性酸素によって変化し、水晶体がにごってしまうのです。

75歳以上は2人に1人は白内障を発症するといわれています。ものがよく見えない、視界が暗いといった視力の低下は心にも影響を及ぼし、うつ病になる人も少なくあり

ません。

視力を回復するには、人工の水晶体（眼内レンズ）を入れる白内障手術がお勧めです。日帰り手術が主流ですが、入院も選択できます。

術後、視界がクリアになり、視野が明るくなると、うつ病が改善する例が多くみられます。また、認知症が始まっている人も視野が明るくなることで、ちょっと頭がはっきりしてきます。

加齢性難聴

耳が遠くなったら補聴器を活用して人とのつながりを取り戻そう

①難聴を放っておくと認知症の発症リスクを高める

加齢が原因で起こる難聴を加齢性難聴（老人性難聴）といいます。早い人では50歳頃から始まり、60代後半から急増し、75歳以上では7割以上の人にみられます。

加齢性難聴では、一般に高い音が聞こえにくくなります。たとえば、テレビの音量が大きくなった、体温計の〝ピッピッ〟という電子音や携帯電話の着信音が聞こえない、周囲から声が大きいと言われるなどがあれば、難聴が始まっているサインです。

聞こえが悪くなる原因は、加齢により耳のなかの有毛細胞が劣化したり、減少したりすることにあります。

有毛細胞は蝸牛《かぎゅう》と呼ばれる器官にあり、鼓膜から伝わってくる音の振動をとらえ、電気信号に変えて脳へ送ります。このしくみによって、私たちは音を聞き取ることができます。

一度損傷した有毛細胞は再生しないため加齢性難聴は治すことができません。しかし、「年のせい」と難聴を放っておくのはいけません。聴力が低下すると、人とのコミュニケーションが不足して生活の質が落ちてしまうからです。

聞こえが悪いと、会話の内容が分からないままに返事をして相手に誤解を与えたり、何度も聞き返したりします。これが原因で会話に参加できなくなり、人と会うのが億劫になって家にこもりがちになってしまいます。

また、子どもや孫など家族との会話がうまくいかず、家族仲がギクシャクすることもあります。周囲から孤立すると気持ちが落ち込み、うつ病の引き金となります。

さらなる問題は、難聴が認知症の発症リスクを高めることです。脳は耳からの音刺激を受けることで活発に働きます。難聴を放置すると耳から脳に伝達される音の刺激が少なくなり、音声を処理する脳の部位が健全に働かなくなります。すると脳のほかの部位も働きが低下し、脳の萎縮が進み認知症を招くおそれがあります。

米国のジョンズ・ホプキンス大学は、難聴者600人以上を対象に、10年以上追跡調査を行いました。その結果、脳の萎縮が認められました。萎縮は、音の認識をつかさどる大脳の側頭葉《そくとうよう》（聴皮質）に生じていました。この領域は、音を聞き分ける聴覚や言語、記憶、思考などとも密接に関わっています。

難聴と認知症の発症リスクについて調べた研究によれば、健聴者と比べ、軽度難聴者は約2倍、中等度難聴者は約3倍、高度難聴者は約5倍も認知症になるリスクが高まるというデータがあります。

耳が遠くなったと感じたら、迷わず補聴器を使いましょう。聞こえが良くなれば、家族や友人との会話もはずみ生活に活気が戻ります。人との楽しいおしゃべりは、前頭葉の働きを活性化し、免疫力を高めて病気を遠ざける、若さと健康を保つ特効薬です。

高齢者のなかには、補聴器をつけることに抵抗感を持つ人が少なくありません。装着したときの耳の圧迫感、ハウリングや周囲の雑音が不快、見た目が格好悪く「年寄り臭い」、人に見られるのが恥ずかしいなどの声が聞かれます。

しかし、補聴器の世界も日進月歩です。サイズはコンパクトになり、圧迫感も気にならなくなりました。不快な音を取り除くハウリング対策も進んでいます。自分の聴力に合わせて調整をすることで違和感なく使用できます。

デジタル技術の進歩により、スマートフォンの専用アプリで、聞こえ具合を調整できる補聴器も製品化されています。いろいろな機種を試してみるといいでしょう。

肺炎　65歳以上は肺炎球菌ワクチンで予防

①死因の第5位が肺炎でその98％が65歳以上の高齢者

加齢により免疫力が低下すると感染症にかかりやすくなります。なかでも高齢者を直撃するのが肺炎です。

日本人の死因の第5位が肺炎で、そのうち97・6％が65歳以上の高齢者です。（2020年・厚生労働省）。

肺炎を引き起こす病原体は、肺炎球菌やインフルエンザウイルスなどさまざまです。

症状は、38度以上の高熱、セキ、黄色いタン、息苦しさ、胸の痛みなどがあります。

肺炎が重症化すると自力で呼吸ができなくなり命に関わります。

高齢者の肺炎のうち、7割以上が誤嚥《ごえん》性肺炎です。飲み込む力が衰えて唾液や飲食物が誤って気道に入る際、一緒に細菌が肺に侵入して肺炎を引き起こします。

飲み込む力は知らず知らずのうちに衰えます。嚥下機能の低下を予防することも誤《ご》嚥性《えんせい》肺炎予防につながります（208ページ参照）。

誤嚥性肺炎と肺炎は現在は別のものとしてカウントされているはずです。

②予防ワクチンは死亡リスクを低減させる効果が認められている

肺炎の予防には、「肺炎球菌ワクチン」の接種をお勧めします。

肺炎球菌はとりわけ毒性が強く、高齢者の場合、重篤化《じゅうとくか》をもたらします。予防ワクチンは死亡リスクを低減させる効果が認められています。65歳以上の人は接種しておくといいでしょう。

肺炎に限らず、感染症の予防対策では食事が大切なことはいうまでもありません。それによって免疫力が保たれるからです。一日に3食とるようにすれば1回の量が少なくてもトータルで必要な栄養をとることができます。肉、魚、大豆製品、卵、乳製品などでたんぱく質をしっかりとって、日頃から免疫力を高めておきましょう。

帯状疱疹　つらい目にあわないために予防ワクチンを受ける

①高齢者は重症化しやすく後遺症が発症しやすい

帯状疱疹《たいじょうほうしん》は水痘《すいとう》・帯状疱疹ウイルスによって発症する感染症です。子どもの頃、水ぼうそうにかかり治ったあとも、ウイルスは体内の神経節に逃げ込み隠れています。大人になって免疫力が低下したとき、潜伏していたウイルスが再び暴れだし、神経節から皮膚に伝って痛みを伴う発疹《はっしん》をもたらします。はじめは胸や腹、顔など体の片側にピリピリ、チクチクした痛みが現れ、やがて痛みに沿って帯状の赤い発疹が広がります。発疹が水疱《すいほう》になって破れカサブタになると治癒します。

抗ウイルス剤で治療し、治癒までの期間は3週間から1カ月ほどです。

帯状疱疹は免疫力が低下しはじめる50歳以降急増します。とくに高齢者は重症化したり、激しい痛みがいつまでも残る帯状疱疹後神経痛という後遺症が発症しやすくなったりします。痛み止めや抗うつ剤で治療しますが、なかなか痛みが取れないケースが少なくありません。

後遺症や重症化を防ぐには、早期に治療をスタートすることが重要です。皮膚に発疹が出ていなくても、ピリピリ、チクチクする痛みが2～3日続いたら、皮膚科で帯状疱疹かどうか調べましょう。

②私は60歳で帯状疱疹にかかり後遺症の激痛に苦しんだ

数年前、私も帯状疱疹にかかりました。帯状疱疹が治って襲ってきたのが後遺症の激痛です。肋間《ろっかん》神経痛がものすごくひどくなったような痛みといえばいいのでしょうか。とにかく、これまでの人生で経験した痛みの中で、一番強い痛みでした。

サインバルタ（抗うつ剤）を飲むと痛みが和らぐのですが、副作用で勃起しなくなりました。

「これからの人生、痛みがないならHなしでもしかたないか……」と思っていたのですが、しばらくして奇跡的に痛みが取れました。

痛みがないというのは、こんなに幸せなことなのか！

糖尿病や高血圧、心不全といろいろな持病を抱えている私ですが、痛みがないだけで十分に健康だと実感しました。

50歳以上の人は、皮膚科や内科で帯状疱疹の予防ワクチンを接種することができます。帯状疱疹だけでなく、つらい後遺症を防ぐためにもワクチンを受けるといいと思います。

突然死　心臓ドックと脳ドックを足し算する

①5年に一回は心臓ドックを足し算する

高齢者を専門に診てきた経験からいうなら、「70歳を過ぎたら健康診断を受ける必要はない」と私は考えています。健康診断を受けて異常値を正常値に戻したとしても、寿命が延びるとは思えないからです。

しかし、突然死を避けるという点で、5年に1回程度、心臓ドックは受ける価値があると思います。

健康診断で検査数値がすべて正常でも、加齢により動脈硬化は進み続けています。動脈硬化が問題なのは、突然死を招く心筋梗塞や脳梗塞を引き起こすことです。

心筋梗塞は、心臓を取り巻く冠動脈が動脈硬化によって狭く（狭窄《きょうさく》）なり、血栓が詰まって心臓への血流が途絶えることで生じます。

心臓ドックではCTなどの画像診断で冠動脈の状態をチェックします。冠動脈に狭窄が見つかれば、バルーンを使って広げたり、ステントと呼ばれる管状のものを入れたりすることで閉塞を予防できます。同じく命を奪う大動脈解離《だいどうみゃくかいり》も見つかれば防ぐことができます。

ただし、この手技は上手い人と下手な人の差が大きいので、事前の調査をしないと心臓ドックでは、死亡率を下げないことも調査結果でわかっています。

②準備できない突然死を防ぐために一度は受けていい脳ドック

脳動脈瘤《のうどうみゃくりゅう》破裂による突然死を防ぐうえで、脳ドックも一度受けておくのもいいと思います。

脳動脈瘤は脳動脈の血管の壁が膨らんでもろくなっている状態を指します。脳動脈瘤が破裂するとくも膜下出血を引き起こし命に関わります。

脳動脈瘤は、MRA（磁気共鳴血管撮影法）である程度以上の大きさのものは見つけることができます。見つかったら、外科的に開頭して脳動脈瘤の根本をクリップで挟み、瘤《こぶ》に血液が入らないようにするクリッピングによりくも膜下出血を未然に防ぐという方法が一般的でしたが、今は開頭しなくてもカテーテルで瘤の中にコイルをいれて破裂を予防する方法もあるので、高齢者には安全性が増していると思います。

ただ私は、心臓ドックほど脳ドックは積極的に勧めてはいません。

理由は、加齢による脳の萎縮や微小脳梗塞が見つかっても、これらは治しようがなく、「脳が縮んでいる」と分かることで、がっかりしたり、ストレスになったりするからです。とはいえ、準備できない突然死を防ぎたい人は、脳ドックを受けましょう。

嚥下機能の低下　おしゃべりとカラオケで予防・改善

①食事中にむせる、セキ払いが多くなったら要注意！

ふとした拍子に食べものや飲みものが気管に入って、むせることはありませんか？むせると息が苦しくてあわてますが、むせること自体は悪いことではありません。セキをして気管に異物が入るのを防いでいるからです。

ただし、食事中にむせる回数が増えたり、セキ払いが多くなったりしたら要注意です。飲み込む力（嚥下《えんげ》機能）が衰えてきた可能性があります。

食べものや飲みものを口に入れて、のどから食道に送りこむことを嚥下といいます。嚥下機能が衰える原因はいくつかあります。

ムシ歯や歯周病などで自分の歯が少なくなると、食べものをかみ砕く力が衰え嚥下機能の低下を招きます。

また、唾液の分泌が減ると、かみ砕いた食べものを口のなかでまとめられず、バラバラになった食べものが気管に入ってしまう「誤嚥《ごえん》」が起こりやすくなります。

のどの筋力低下も原因のひとつです。

食べものを飲み込むとき、のどの周りの筋肉がのど仏を引き上げて気管を閉じ、食べものが気管に入るのを防ぎます。のどの筋肉が衰えると、のど仏が上がるタイミングがずれ、気管にできた隙間から食べものが入ってしまいます。

飲み込む力を衰えるままにしておくと、異物をセキで排出しにくくなります。すると口の中の細菌が食べものと一緒に、気管から気管支、肺に入って誤嚥性肺炎が起こりやすくなります。

食べることは楽しみであり、生活の質に大きく関わります。日々、おいしく食事を味わうために、かむ力、飲み込む力を保つ習慣をもつことが大切です。

②嚥下機能を衰えさせない4つの習慣

1口の中を清潔に保つ

かむ力には歯の健康が大いに影響します。食後は歯みがきを習慣にして、歯と義歯の清潔を保ちましょう。

年に1~2回は歯科でムシ歯や歯周病の有無、義歯が歯茎とフィットしているかどうかチェックしてください。

2 おしゃべりして声を出す

嚥下と発声で使われる筋肉はほぼ同じなので、しっかり声を出すことで飲み込む力も自動的に鍛えることができます。おしゃべりをしたり、笑ったり、ふだんの生活を楽しめばいいのです。

3 カラオケでのどを鍛える

一人カラオケはいかがでしょう。

歌うとのど仏周辺の筋肉が鍛えられ、飲み込む力を強化できます。くわえて呼吸機能もアップして肺活量も増えます。

高い声を出すときはのど仏が上がり、低い声を出すとのど仏が下がります。いろいろな音程の曲を選んで歌えば、楽しみながらのど仏を動かす筋肉を鍛えられます。

4 舌まわしで唾液の分泌をスムーズに

舌まわしもお勧めです。

口を閉じ、舌先で上下の歯の表面をなぞるように回します。時計回りに5回（5周）、反対回りに5回行います。

舌回しを行うと唾液を分泌する唾液腺が刺激され、唾液が大量に分泌され、かみ砕いた食べものを飲み込みやすくします。唾液には殺菌作用があり、口の中の汚れを洗い流してくれます。

尿もれ　尿もれパンツ、おむつを使ってどんどん外出しよう

①尿もれは命に関わらないが生活の質を大きく落とす

高齢者の3人に1人は「尿もれ」（尿失禁）の経験があるといわれています。尿もれとは、自分の意思とは関係なく尿がもれる状態を指します。

尿もれには、腹圧性尿失禁《にょうしつきん》、切迫性尿失禁、溢流性《いつりゅうせい》尿失禁の3タイプがあります。

腹圧性尿失禁は、40歳以上の女性に多くみられ、セキやくしゃみなどおなかに力が入ったときにもれてしまいます。出産や加齢により内臓を支えている骨盤底筋という筋肉がゆるみ、尿道が圧迫されて起こります。骨盤底筋を鍛える体操が効果的です。

切迫性尿失禁は、我慢できない尿意が起こり、トイレまで間に合わずもらしてしまいます。膀胱《ぼうこう》が過敏になる「過活動膀胱」の症状のひとつです。突然、強い尿意を感じて必死にトイレを探したり、頻繁にトイレに行ったりするため、「もれたらどうしよう」と外出に不安を感じるようになります。

溢流性尿失禁の多くは、男性の前立腺肥大症が原因です。排尿したいのに尿を出し切れず、膀胱に残った尿が少しずつ漏れ出る状態です。外出先で、下着やズボンが濡れていることに気づき、ハッと驚くということもあります。

尿もれは命には関わりませんが、生活の質に大きな影響を及ぼします。トイレが心配で買い物や友達との食事、趣味の教室などに出かけなくなることで、人との交流が減ります。すると気分も暗くなるうえに足腰も弱ってしまいます。なかには、外出先でトイレに行かなくて済むようにと、水分を控えたために脱水を起こす人もいます。

尿もれの治療は、泌尿器科、婦人科、内科で行っていますから相談に行きましょう。

②尿もれパンツやおむつを敬遠せずに活用

老眼が進んだり、耳が遠くなったり、年をとれば体のいろいろな機能が衰えます。しかし、老眼鏡をかければ本を読めるようになり、補聴器を使えば人とのおしゃべりも楽しむことができます。

尿もれ対策も同様です。尿もれパンツや尿もれパッド、おむつを使えば、自由に活動できる生活を取り戻すことができます。

こうしたグッズを「年寄り臭い」「介護が必要になった老人みたいだ」と拒絶する気持ちも分かりますが、使えるものは使って生活の質を上げたほうが、ずっと若々しい老後を過ごせると思います。

日本の尿もれグッズの品質の高さは、世界でも群を抜いているといわれています。私も使い勝手のよさを実感している一人です。

私も数年前から心不全の治療で利尿剤を飲むようになり、トイレが近くなって困っていました。尿もれパッド付きのパンツを使うようになってから、運転中や旅先でトイレを探し回ることがなくなり、安心して外出できるようになりました。

若い女性も、尿もれケア用のパッドを使う時代です。恥ずかしいなどと思わず、どんどん活用することをお勧めします。

あとがき

先日、ニュースを見ていたら、カジノを模したデイケア施設が紹介されていました。デイケアの施設といえば、絵手紙を書いたり、風船バレーをやったり、みんなで懐メロを歌ったりというイメージが強いと思うのですが、そこでは、わいわい言いながら雀卓を囲んだり、ディーラー相手にカードゲームを楽しむ高齢者の姿が見えました。

脳を活性化させることが目的なので、もちろん、賞品などが供与されることはありませんし、ましてやお金の授受などもありません。

それでも、そこに通っているみなさんの顔が生き生きとしているのが印象的でした。ギャンブルは依存症になるほど、強力な刺激を与えてくれます。勝つために頭をフル回転させますから、「ほどほどに」という条件付きですが、健康寿命を延ばすために悪い趣味ではありません。

たとえば競馬。

ひと昔前、競馬場といえば、タバコや酒のにおい、ガラの悪い人たちのヤジ、地面に捨てられた馬券など、良いイメージがありませんでしたが、いまは若者のデートスポットや、女性客が気軽に訪れる場所に変わりつつあります。

特に、国営の競馬場は規模が大きく、中でも中心的存在である東京競馬場は、さながらレジャー施設で、子ども向けの遊具広場や乗馬体験コーナー、30軒以上の飲食店が入り、一日いても飽きない工夫がなされています。

レジャー気分で訪れて、「今日は勝っても負けても、使うのは千円まで」のように金額を決めて楽しんではいかがでしょうか。

競馬場内は広さもあるので、パドックで馬を見て、馬券売り場で馬券を買い、メインスタンドに移動してレースを観戦すれば、それだけでかなりの運動量を期待できます。

また、対人型の勝負事なら、個人的に麻雀をおススメします。

というのは、麻雀では、囲碁や将棋よりも瞬間的な判断力を求められるため、大いに脳が活性化されるからです。

近年「賭けない、吸わない（たばこ）、飲まない（酒）」を約束事にした、健康麻雀を楽しむ高齢者が増えています。

麻雀コミュニケーションはなかなかいいものですよ。

趣味は極める必要なし

老後の楽しみといえば、いの一番に浮かぶのが「趣味」ではないでしょうか。そのせいか、カウンセリングをしていると、

「先生、私は趣味がなくて困っています」

「趣味を持ちたいのですが、何をすればいいでしょう」

といった質問をよく受けます。

趣味は、そもそも楽しむものなので、そんなに真剣に悩んだり、がんばる必要はないのですが、真面目な人ほど、妙にストイックに捉えてしまっているようです。

そのため、「何年も続けていないと趣味とは言えない」「他の人より優れていなければ趣味と言うべきではない」などと思い込んでいるのです。

趣味は仕事ではありません。遊びです。

もちろん、極めることでより深い喜びや達成感を得ることもあるでしょうが、特技である必要はないのです。

そして、高齢者の趣味は、一つのことを極めるよりも、広く浅く、いろいろつまみ食いするような感覚がちょうどいいと思うのです。

たとえば、登山だけが唯一の趣味だという人がいたとしましょう。健康なうちは良いですが、足腰が弱って山に登れなくなったとたん、無趣味になってしまいます。がんばって極めていた趣味がなくなった喪失感はとても大きいです。

けれど、年に数回楽しむくらいの趣味をいくつも持っていたら、あれがだめならこっち、こっちがだめならあっちという具合に、楽しみを継続できます。

また、趣味の種類が多ければ多い程、交友関係も広がっていくというものです。

そうはいっても、仕事一本やりで本当に一つも趣味がないという人もいます。そうした人は、いきなり習い事を始めたり、サークルに加入することは簡単ではありません。

そんな方は、とりあえず映画館に足を運んでみたらどうでしょう。

私自身、映画を撮っているので手前味噌に聞こえるかもしれませんが、映画鑑賞は、趣味の入口にぴったりだと思うのです。

何しろ、さまざまなジャンルがありますから、興味がありそうなものを選べます。服装も自由、道具もいらず、チケットを買って席に座るだけでそこそこ楽しめます。

さらに、シニア料金もあるのでお得です。

家でテレビを見るのとは違い、迫力ある大画面の映像や音楽、効果音に、脳が大いに刺激を受けます。連続ドラマは話が途中で終わってしまいますが、映画は必ず完結するので、満足感を得られます。

人生100年時代になりました。

人生には様々な意味で、上り下りがあります。

上がるときも下がるときも、幸せかどうかは、その人その人で幸せかどうかは、考え方によって決まります。

たとえば、人生の最終章で、病気になったり、介護を受けたり、子どもに援助を受けたりするケースもあり、それが「恥ずかしい」、「みっともない」と思えば、不幸でしょうが「嬉しい」、「ありがたい」と考えれば、幸せです。「幸せとは何か」の答えは人それぞれです。

でも、楽しんでこそ、人生は輝くのではないでしょうか。

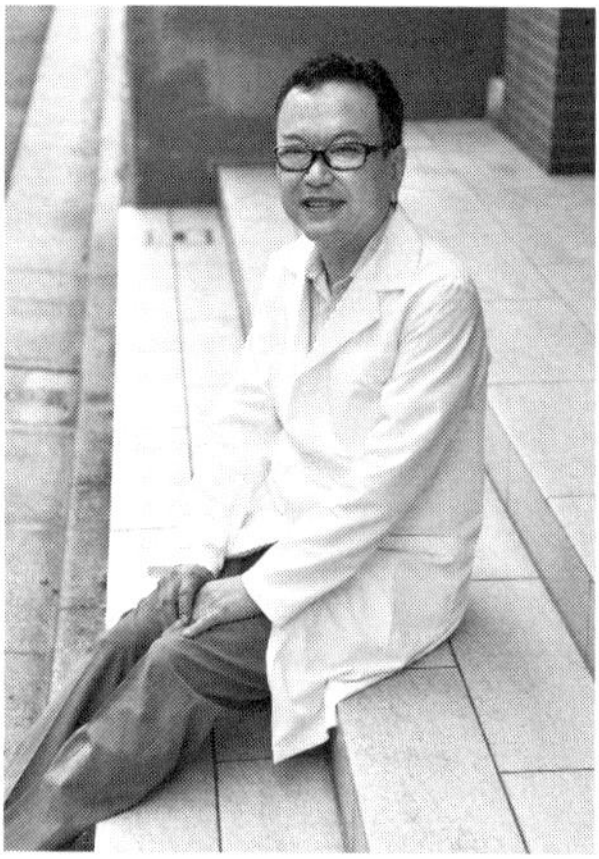

和田秀樹

Hideki WADA

1960年大阪府生まれ。東京大学医学部卒。東京大学医学部附属病院精神神経科助手、米国カール・メニンガー精神医学学校国際フェロー、高齢者専門の総合病院である浴風会病院を経て、現在は精神科医。国際医療福祉大学教授、ヒデキ・ワダ・インスティテュート代表、一橋大学経済学部非常勤講師、川崎幸病院精神科顧問。主な著書に『80歳の壁』(幻冬舎新書)、『70歳が老化の分かれ道』(詩想社新書)などベストセラーが多数ある。

本書は、著者の既刊本を再編集し書き下ろしを加えたものです。

100歳の壁

──脳・からだ・心

2024年3月13日　第1刷発行
2024年7月31日　第5刷発行

著　者　和田秀樹

発行者　櫻井秀勲

発行所　きずな出版
東京都新宿区白銀町1-13　〒162-0816
電話 03-3260-0391
振替 00160-2-633551
https://www.kizuna-pub.jp/

ブックデザイン　國枝達也
印刷・製本　モリモト印刷

ISBN978-4-86663-231-5

きずな出版

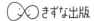